U0746554

高级卫生专业技术资格考试用书

泌尿外科学全真模拟试卷与解析

（副主任医师/主任医师）

全真模拟试卷

英腾教育高级职称教研组　编写

中国健康传媒集团

中国医药科技出版社

题型说明

一、**单选题：每道试题由 1 个题干和 5 个备选答案组成，题干在前，选项在后。选项 A、B、C、D、E 中只有 1 个为正确答案，其余均为干扰选项。**

例：前列腺新的分区方法，将前列腺分为

    A. 中叶及两侧叶

    B. 前、中、后叶及两侧叶

    C. 中央区、外周区和移行区

    D. 中央区和外周区

    E. 腺体区和平滑肌区

    答案： C

    解析： 目前多采用前列腺新的分区方法，即中央区、外周区和移行区。

二、**多选题：每道试题由 1 个题干和 5 个备选答案组成，题干在前，选项在后。选项 A、B、C、D、E 中至少有 2 个正确答案。**

例：左侧肾上腺呈

    A. 半月形   B. 三角形

    C. 圆锥形   D. 椭圆形

    E. 正圆形

    答案： AD

    解析： 左肾上腺较长，大多呈半月形，少数为椭圆形。其前面与胃、胰和脾相邻；后面贴附膈的左脚；下面凹陷称为肾面，紧卧于左肾内侧缘的上部；内侧缘接触腹主动脉和腹腔神经节。左肾上腺门位于其前面的下部，有肾上腺中央静脉自其内穿出注入左肾静脉。

三、**共用题干单选题：以叙述一个以单一患者或家庭为中心的临床情景，提出 2～6 个相互独立的问题，问题可随病情的发展逐步增加部分新信息，每个**问题只有 1 个正确答案，以考查临床综合能力。答题过程是不可逆的，即进入下一问后不能再返回修改所有前面的答案。

例：患者，女性，25 岁，因"左侧腰痛，间断血尿 1 年"来诊。患者劳累或长时间站立后出现左侧腰部酸痛，平卧休息后可缓解；伴有血尿，时为镜下血尿，时为无痛性肉眼血尿。

1. 最可能的诊断是

    A. 肾动脉狭窄   B. 肾结石

    C. 肾下垂   D. 肾积水

    E. 肾炎

    答案： C

    解析： 肾下垂的主要症状是腰部酸痛、反复血尿、尿频、尿急；长时间站立等腹压增高时症状明显，平卧休息后可缓解。故该患者最可能的诊断是肾下垂。

2. 进一步检查应是

    A. 肾动态显像

    B. 卧位和立位静脉尿路造影

    C. 泌尿系统 MRI

    D. 肾动脉造影

    E. 肾素水平测定

    答案： B

    解析： 肾下垂检查有低头卧位试验、静脉尿路造影。静脉尿路造影必须在最后加摄立位片以了解肾的活动程度。

3. 如患者突发剧烈腰部绞痛伴有恶心、呕吐、寒战、心动过速，应首先考虑为

    A. 嗜铬细胞瘤   B. 输尿管结石

    C. Dietl 危象   D. 肾囊肿破裂

    E. 肾积水

答案：C

解析： Dietl 危象是多症候的临床综合征，由于输尿管成角，肾门下垂牵拉肾蒂，肾动脉狭窄以致肾缺血，最后发生急性肾积水，表现为间断性肾绞痛、恶心、呕吐、寒战、虚脱、脉速、少尿、一过性血尿和蛋白尿等症状，可扪及增大的肾脏，并有触痛。该患者有肾绞痛、恶心、呕吐、心动过速等症状，结合其肾下垂的诊断，应首先考虑为 Dietl 危象。

四、案例分析题： 每道案例分析题至少 3～12 问。每问的备选答案至少 6 个，最多 12 个，正确答案及错误答案的个数不定。考生每选对一个正确答案给 1 个得分点，选错一个扣 1 个得分点，直至扣至本问得分为 0，即不含得负分。案例分析题的答题过程是不可逆的，即进入下一问后不能再返回修改所有前面的答案。

例：患者，男性，53 岁，7 年前体检行腹部 B 超检查时，提示左肾有一直径 1.5cm 囊肿，未做进一步检查。今年体检再次行腹部 B 超检查时，提示左肾上极多发囊肿，最大直径 2.5cm，建议转综合性医院泌尿外科进一步检查。

1. 该患者下一步需做的检查是
   A. 尿脱落细胞学检查
   B. 尿脱落细胞荧光原位杂交（FISH）检查
   C. 静脉肾盂造影
   D. 左侧逆行肾盂造影
   E. 腹部 CT
   F. 腹部 MRI
   G. 腹部超声

   答案：CE

   解析： 静脉肾盂造影能清楚地显示肾盂、肾盏形态，显示左肾多发囊肿对肾实质压迫情况；CT 能显示肾囊肿形态、位置，是否有分隔，囊壁是否光滑、增厚、钙化，囊液是否清亮，能初步鉴别是否为囊性肾癌。

2. 进一步的诊治建议包括（提示：该患者就诊于某医院泌尿外科并复查腹部超声，提示左肾上极 3.0cm 囊肿，并怀疑囊肿中有分隔）
   A. 腹部 CT 平扫
   B. 腹部 CT 平扫＋增强
   C. 腹部 MRI
   D. 腹部增强 MRI
   E. 腹部超声造影
   F. 超声引导下左肾囊肿穿刺引流术
   G. 超声引导下左肾囊肿穿刺活检术
   H. 腹腔镜下左肾囊肿去顶（开窗）术
   I. 开放左肾囊肿去顶（开窗）术
   J. 腹腔镜下左肾囊肿活检术
   K. 开放左肾囊肿活检术

   答案：BDE

   解析： 超声怀疑囊肿中有分隔，表明可能是复杂性囊肿，需进一步行影像学检查以明确诊断，可行超声造影检查，不宜仅根据超声检查结果而采取治疗方案。CT 平扫能够显示泌尿系统病变的位置、形状、大小和数目，还可以显示病变与邻近结构的关系等。增强 CT 可增加病变组织与正常组织的对比度，使病变边界显示更加清楚，更容易发现小的病变以及平扫呈等密度的病变；可反映病变的血供情况，对于病变的鉴别诊断具有重要价值。对肾功能受损者慎用增强 CT 检查，可以选择增强 MRI。

3. Bosniak Ⅲ 级肾囊肿的影像诊断标准包括（提示：该患者行腹部 CT 平扫＋增强，提示左肾囊肿，Bosniak Ⅲ级）
   A. 囊肿压迫集合系统引起肾盂、肾盏积水

B. 囊肿有多个分隔

C. 囊肿直径大于7cm

D. 囊壁增厚

E. 囊壁有增强

F. 囊液有增强

G. 囊肿分隔有增强

答案： BDEG

解析： Bosniak 以 CT 表现为基础，将肾囊性肿物分为四级，Ⅲ 级属于较复杂性囊肿，不定性，包括良性及恶性（如：多房囊性肾瘤、复杂分隔性囊肿、慢性感染性囊肿、钙化性囊肿、囊性肾癌）。CT 表现：①囊壁或分隔厚（＞1mm）且不规则；②分隔增多（≥3 个）；③囊壁或分隔可有钙化，钙化较多，囊壁或分隔可有较小的实性成分或结节；④分隔或囊壁强化明显；⑤一部分是良性病变。

4. 该患者的下一步处理原则为

A. 密切随诊

B. 超声引导下左肾囊肿穿刺引流术

C. 腹腔镜下左肾囊肿去顶（开窗）术

D. 开放左肾囊肿去顶（开窗）术

E. 腹腔镜下左肾部分切除术（NSS）

F. 开放左肾部分切除术（NSS）

G. 腹腔镜下左肾根治性切除术

H. 开放左肾根治性切除术

答案： AEF

解析： Bosniak Ⅲ级肾囊肿有 50% 的可能是恶性病变，因此不能进行穿刺或开窗；病变位于左侧肾脏上极且只有 3.0cm 大小，因此不应进行根治性切除。

目 录

全真模拟试卷（一）

一、单选题：每道试题由 1 个题干和 5 个备选答案组成，题干在前，选项在后。选项 A、B、C、D、E 中只有 1 个为正确答案，其余均为干扰选项。

1. 关于肾移植急性排斥，叙述错误的是
   A. 多发生于肾移植后第 1 周及数月内
   B. 急性排斥主要应与急性肾小管坏死和输尿管梗阻相鉴别
   C. 诊断急性排斥之前应排除免疫抑制导致的移植肾中毒
   D. B 细胞是主要的参与细胞
   E. 诊断的金标准是肾活检

2. 尿道膜部损伤尿外渗的部位是
   A. 会阴浅袋
   B. 会阴深袋
   C. 阴囊部
   D. 阴茎部
   E. 耻骨后膀胱及前列腺周围

3. 产生尿素酶的病原体为
   A. 变形杆菌
   B. 大肠杆菌
   C. 肺炎链球菌
   D. 沙门杆菌
   E. 衣原体

4. 患者，男性，28 岁，骑跨伤 8 小时，排尿困难，尿道口流血，排尿时会阴部疼痛加重。查体：尿道口有血尿外渗，尿管不能插入，阴囊明显肿大。根据患者情况，治疗宜采取
   A. 行金属导尿管导尿
   B. 行尿道修补术
   C. 行尿道会师术
   D. 行耻骨上膀胱造瘘术
   E. 行尿道修补、尿外渗引流术

5. 下列尿失禁的分类，不正确的是
   A. 按年龄分为小儿、成年男性、成年女性、老年男性、老年女性尿失禁
   B. 按尿失禁的特点分为持续性、间断性、完全性、夜间性
   C. 按病因分为神经性、梗阻性、创伤性、精神性、先天性
   D. 按尿动力学分为真性压力性尿失禁、急迫性尿失禁、假性尿失禁
   E. 临床常分为真性尿失禁、充溢性尿失禁、急迫性尿失禁、压力性尿失禁

6. 患者，女性，42 岁，间歇性无痛性肉眼血尿 1 个月。膀胱镜检查发现膀胱后壁有直径 2.0cm 大小红色绒毛样新生物，似水草在水中漂浮，有蒂。该患者最适合的治疗方法是
   A. 经尿道膀胱肿瘤电切术
   B. 膀胱内灌注化疗
   C. 膀胱全切，尿流改道
   D. 膀胱部分切除术
   E. 放射治疗

7. 血精是下列哪种疾病的特征性表现
   A. 前列腺炎
   B. 精囊炎
   C. 膀胱炎
   D. 泌尿系结核
   E. 前列腺结石

8. 下列不属于库欣综合征的临床表现的是
   A. 高血压
   B. 皮肤多毛
   C. 骨质疏松
   D. 向心性肥胖
   E. 糖耐量减低

9. 患者，女性，50 岁，因宫颈癌行全子宫切除术，术后当日无尿。术中出血不多，术前肾功能正常。因此诊断可能性最大的为

A. 肾功能衰竭

B. 术中误扎双侧输尿管

C. 盆腔肿瘤侵犯双侧输尿管

D. 一过性无尿

E. 造成尿路梗阻

10. 下列哪项不是肾脏急性排异的病理学改变

A. 间质水肿

B. 间质纤维化

C. 肾小管淋巴细胞浸润

D. 肾小球毛细血管淋巴细胞浸润

E. 间质淋巴细胞浸润

11. 患者，女性，28岁，右肾区痛伴高热。请根据所示图像，选择最可能的诊断

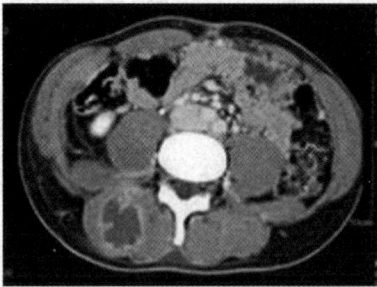

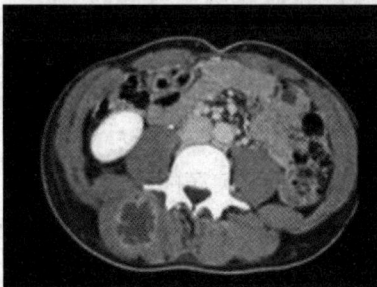

A. 右肾结石

B. 右侧输尿管上段结石

C. 右侧输尿管中段结石

D. 右侧输尿管下段结石

E. 右侧脊柱旁脓肿

12. 患者，男性，40岁，因左肾结石入院，行左肾盂切开取石术，术中顺利取出结石。术后1周，患者出现高热，体温 39.6℃，血压正常，但腰痛加剧伴

肌紧张，血常规 WBC 18×10^9/L，N 90%，尿常规 WBC（＋＋）。下列哪种可能性最大

A. 继发急性肾盂肾炎

B. 术后继发肾脏出血

C. 急性膀胱炎

D. 继发肾周感染

E. 急性肾小球肾炎

13. 下列哪项不利于慢性前列腺炎治疗

A. 忌酒　　　　B. 忌辛辣食物

C. 忌久坐　　　D. 禁欲

E. 忌熬夜

14. 急性前列腺炎患者直肠指检的特点是

A. 前列腺增大，无压痛

B. 前列腺增大，压痛明显

C. 前列腺质地变硬

D. 前列腺表面扪及结节

E. 前列腺按摩后尿道可见血性液体

15. 下述哪一项不是治疗急性前列腺炎的方法

A. 卧床休息

B. 坐浴

C. 抗生素应用

D. 如有急性尿潴留，应耻骨上穿刺造瘘

E. 前列腺按摩

16. 病理改变在肾脏，临床表现为膀胱刺激症状，最常见于

A. 肾肿瘤　　　B. 鹿角状结石

C. 多囊肾　　　D. 泌尿系结核

E. 急性肾盂肾炎

17. 术中怀疑输尿管损伤，下列哪项处理不正确

A. 静脉注射靛胭脂，伤侧输尿管口有蓝色尿液排出即明确诊断

B. 如发现输尿管被结扎，应立即去除

结扎线，无需其他处理

C. 输尿管插管插至损伤部位受阻

D. 膀胱镜检查，静脉注射靛胭脂，伤侧输尿管口无蓝色尿液排出

E. 如发现输尿管有小穿孔，应放置双J型输尿管支架引流管

18. 尿道球部损伤

A. 常由器械检查所致

B. 一般不会有严重出血

C. 尿液可渗入阴囊及阴茎

D. 血液会渗入会阴浅袋

E. 球部尿道起于阴茎悬韧带，止于尿生殖膈

19. 需要切除肾及全长输尿管（包括输尿管开口的部分膀胱）的疾病是

A. 肾盂癌 　　　B. 多囊肾

C. 严重肾挫伤 　D. 肾结核

E. 肾结核合并肾积脓

20. 先天性尿道下裂除尿道口异位以外，同时存在

A. 阴茎弯曲 　　B. 隐睾

C. 尿道口狭窄 　D. 包皮过长

E. 不能站立排尿

21. 可引起肾小球蛋白尿的疾病，除了

A. 肾小球肾炎

B. 肾病综合征

C. 高血压

D. 糖尿病

E. 肾盂肾炎

22. 下列哪种肾肿瘤，手术后配合放射治疗和化学治疗可显著提高生存率

A. 肾母细胞瘤 　B. 肾错构瘤

C. 肾癌 　　　　D. 肾乳头状瘤

E. 肾盂癌

23. 鉴别前列腺增生与神经源性膀胱的检查是

A. 泌尿系统 B 超

B. 测残余尿量

C. 静脉肾盂造影

D. 肾图

E. 尿流动力学检测

24. 下列睾丸肿瘤病理类型中，不属于生殖细胞肿瘤的是

A. 精原细胞瘤

B. 畸胎瘤

C. 绒毛膜上皮癌

D. 颗粒细胞瘤

E. 卵黄囊瘤

25. 下列哪种神经源性膀胱功能障碍最容易引起肾积水

A. 膀胱感觉功能减退

B. 逼尿肌收缩力弱

C. 逼尿肌过度活动

D. 逼尿肌无收缩力

E. 低顺应性膀胱

二、多选题：每道试题由 1 个题干和 5 个备选答案组成，题干在前，选项在后。选项 A、B、C、D、E 中至少有 2 个正确答案。

26. 尿路结石在下列哪些部位形成

A. 膀胱 　　　　B. 输尿管上段

C. 尿道 　　　　D. 输尿管下段

E. 肾盂

27. 严重的尿道下裂伴隐睾应与下列哪些疾病相鉴别

A. 肾上腺性征异常症

B. 真两性畸形

C. 膀胱外翻

D. 输尿管囊肿

E. 泄殖腔外翻

28. 患者，女性，44 岁，突发性肋腹部绞痛并向会阴部放射伴血尿一次。如图所示，下列说法正确的是

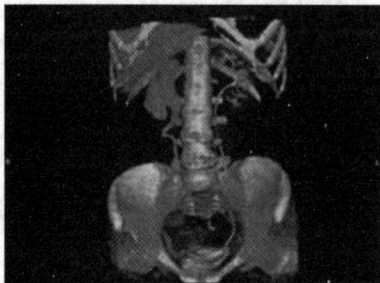

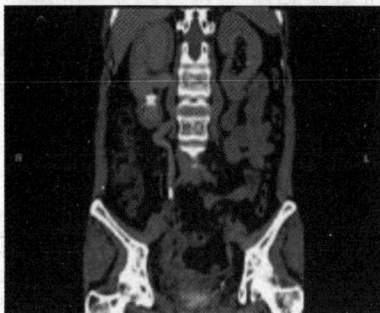

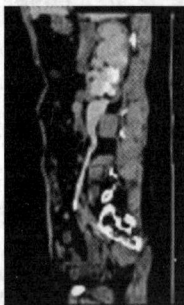

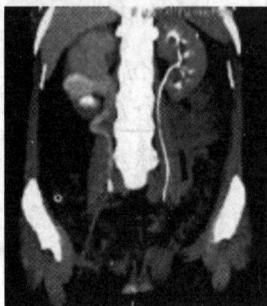

C. 睾丸小隔　　　D. 精曲小管

E. 输精管

30. 关于阴部内动脉的说法，正确的有

A. 在阴部管内发出 2~3 支肛动脉

B. 走行于阴部管内

C. 穿坐骨小孔入坐骨肛门窝

D. 是坐骨肛门窝内的主要血管

E. 在阴部管前端分为会阴动脉和阴茎（蒂）动脉

31. 低钠血症见于

A. 长期使用皮质激素者

B. 反复使用呋塞米者

C. 慢性肾功能不全少尿期

D. 肾上腺皮质功能亢进者

E. 肾上腺皮质功能减退者

32. 可出现糖耐量减低的疾病有

A. 皮质醇增多症

B. 甲状腺功能亢进症

C. 肥胖病

D. 肢端肥大症

E. 2 型糖尿病

33. 目前临床上常用的肾功能检查方法有

A. 血肌酐、血尿素氮测定

B. 内生肌酐清除率检测

C. 尿浓缩稀释联合检查

D. 肾小球滤过率和有效血液量测定

E. 排泄性尿路造影

34. 肾损伤的特殊检查包括

A. 静脉注射靛胭脂

B. B 型超声检查

C. CT 检查

D. 排泄性尿路造影

E. 逆行性肾盂造影

A. 右侧肾盂肾盏扩张

B. 右输尿管中上段扩张

C. 右输尿管内可见沿输尿管走行的高密度影

D. 右输尿管结石

E. 左肾及输尿管未见异常

29. 睾丸内部结构包括

A. 附睾管　　　　B. 精直小管

35. 关于阴茎的血管神经的说法，正确的有

A. 阴茎背动脉来自会阴动脉

B. 阴茎背神经位于阴茎背动脉外侧

C. 阴茎背动脉、阴茎背神经与阴茎背深静脉伴行

D. 阴茎深动脉由阴茎脚进入阴茎海绵体

E. 阴茎背浅、深静脉分别位于阴茎深筋膜的浅、深面

36. 患者，男性，56 岁，无痛性全程血尿 1 个月。CT 平扫及增强检查如图，下列说法正确的是

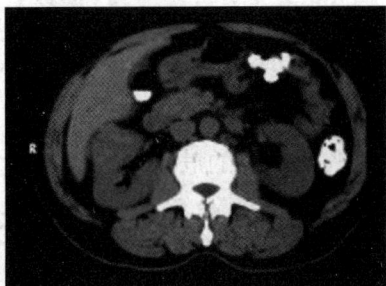

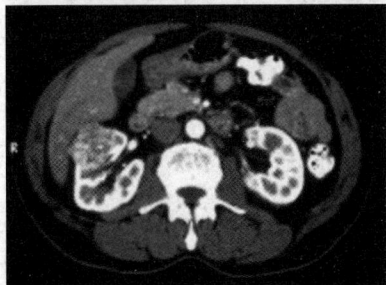

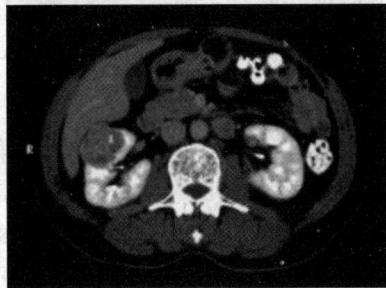

A. 在右肾上极，肾脏局部隆起，平扫时其密度与肾相近，不易分辨其轮廓

B. 增强扫描皮质期，病灶强化明显，但仍低于肾皮质的强化

C. 增强扫描实质期，该灶强化迅速减退，可清楚的分辨其轮廓

D. 右肾静脉及下腔静脉内未见充盈缺损影

E. 考虑为右肾上极的肾癌

37. 关于肾盂肾炎，下面描述正确的是

A. 多发于女性，在新婚、妊娠和老年女性中发病率高

B. 致病菌多为葡萄球菌属

C. 区别于下尿路感染的主要表现是全身症状明显，尿路刺激症状不明显

D. 治疗疗程 5 ~7 天

E. 在急性期症状控制后需要进一步检查，以明确有无尿路先天性畸形、梗阻等

38. 目前国际上通用的前列腺炎分类包括

A. 急性细菌性前列腺炎

B. 慢性细菌性前列腺炎

C. 慢性前列腺炎/慢性骨盆疼痛综合征

D. 肉芽肿性前列腺炎

E. 无症状性前列腺炎

39. 睾丸肿瘤发病的危险因素包括

A. 隐睾或睾丸下降不全

B. 真两性畸形

C. 家族遗传因素

D. 男性不育

E. 睾丸萎缩

40. 阴茎头型尿道下裂的临床表现为

A. 尿道开口异常

B. 阴茎头向腹侧屈曲畸形

C. 阴茎背侧包皮堆积，腹侧皮肤缺乏

D. 阴茎头向背侧屈曲畸形

E. 合并阴茎阴囊转位

41. 关于前列腺炎的治疗原则，下列表述正确的是

A. 急性细菌性前列腺炎以抗生素治疗为主，辅以对症支持疗法

B. 慢性细菌性前列腺炎应用抗生素的疗程一般为 2~4 周

C. 炎症性慢性前列腺炎可先口服抗生素 2~4 周，并加用 α 或 M 受体阻滞剂

D. 非炎症性慢性前列腺炎使用抗生素治疗无效

E. 无症状性前列腺炎一般无需治疗

42. 一侧肾结核、对侧肾积水形成的机制包括

A. 对侧输尿管下段狭窄

B. 对侧输尿管开口关闭不全

C. 膀胱挛缩

D. 结核菌逆行感染破坏对侧肾脏

E. 尿道狭窄

43. 关于肾周脓肿，下列描述正确的是

A. 多数来源于肾脏感染，血源性感染也比较常见

B. 病原菌多样化，可以是革兰阴性杆菌，也可以是革兰阳性球菌

C. 患者向患侧弯曲时可引起对侧腰部疼痛

D. 若延误治疗，可能导致严重的肺炎和支气管瘘

E. CT 检查有利于明确诊断

44. 怀疑神经源性膀胱的患者，初步评估应包括

A. 尿常规和肾功能

B. 泌尿系 B 超

C. 尿流率

D. 尿动力学

E. 神经系统检查

45. 关于下腔静脉后输尿管，下列哪项描述是正确的

A. 常引起肾及输尿管上 1/3 积水

B. 系输尿管先天发育异常

C. 静脉肾盂造影或逆行肾盂造影可显

示上段输尿管呈 "S" 形扩张

D. 治疗方法为切断上段输尿管，移位至下腔静脉前进行端端吻合

E. 必须切断下腔静脉再吻合

46. 下列对肾损伤后血尿的描述，正确的是

A. Ⅳ级肾损伤肾脏碎裂时可伴大量血尿

B. 肾损伤程度越重，血尿越重

C. 肾动脉断裂时可无血尿

D. 肾挫伤时可出现血尿

E. 血尿的持续时间主要与是否伴发感染有关

47. 包皮过长对阴茎的危害

A. 包皮过长可引起继发性包茎

B. 可引起包皮龟头炎

C. 包茎包皮口小影响排尿

D. 可诱发阴茎癌

E. 包茎可引起包皮嵌顿

48. 以下关于拍摄尿路平片前的准备，描述正确的是

A. 仰卧位

B. 清洁肠道

C. 侧卧位

D. 前一晚以番泻叶 10g 用开水冲服

E. 左侧卧位下肢屈曲位

三、共用题干单选题：以叙述一个以单一患者或家庭为中心的临床情景，提出 2~6 个相互独立的问题，问题可随病情的发展逐步增加部分新信息，每个问题只有 1 个正确答案，以考查临床综合能力。答题过程是不可逆的，即进入下一问后不能再返回修改所有前面的答案。

(49~50 共用题干)

患者，女性，34 岁，尿频、尿急病史 3 年余，症状反反复复，时重时轻。在外

院经多种抗生素治疗不见好转，多次尿常规检查每高倍镜视野下偶见少量红、白细胞。最近患者尿急症状加重，偶有尿失禁出现。

49. 此患者临床诊断哪种可能性大
  A. 急性膀胱炎
  B. 慢性膀胱炎
  C. 膀胱过度活动症
  D. 间质性膀胱炎
  E. 泌尿系结核

50. 此患者尿失禁属于哪种尿失禁
  A. 精神性尿失禁
  B. 压力性尿失禁
  C. 急迫性尿失禁
  D. 充溢性尿失禁
  E. 真性尿失禁

（51～53 共用题干）

  患者，男性，75 岁，主因排尿困难 5 年，腰背痛 2 个月来诊。查前列腺左叶有直径 1cm 质硬结节，PSA >100ng/ml。

51. 可能的诊断是
  A. 良性前列腺增生症
  B. 前列腺癌
  C. 前列腺炎
  D. 前列腺结节
  E. 前列腺脓肿

52. 为明确诊断应采取何种措施
  A. B 超
  B. 全身骨扫描
  C. 直肠指诊
  D. 经直肠前列腺穿刺活检
  E. 磁共振检查

53. 磁共振检查发现第 2、3、4 腰椎有成骨性病灶，该患者治疗应采取
  A. 理疗   B. 牵引
  C. TURP   D. 前列腺癌根治术
  E. 去势治疗

（54～56 共用题干）

  患者，男性，31 岁，尿频、尿急、尿痛 1 年余。有时尿浑浊，服用多种抗生素治疗无效。尿液检查：脓球满视野，蛋白（＋＋）。

54. 该患者临床诊断为泌尿系结核，为进一步明确诊断下列检查中首先选择的是
  A. 放射性核素肾图
  B. IVP 检查
  C. 尿路 B 超
  D. MRI 检查
  E. 肾动脉造影

55. 该患者在尿路造影中最可能出现的是
  A. IVP 时肾实质显影时间延长
  B. 癌体呈现大片软组织阴影或有钙化影
  C. 肾盂有充盈缺损或部分肾盏呈现扩张
  D. 肾盏破坏，边缘不整齐如虫蛀状或形成空洞
  E. 肾盂造影所见呈不规则变形、狭窄、拉长

56. 抗结核治疗一年后，尿常规检查已经恢复正常，但尿频反而较术前加重。最可能的原因是
  A. 膀胱挛缩 B. 精神性尿频
  C. 尿路结核复发 D. 合并前列腺炎
  E. 伴有慢性膀胱炎

（57～60 共用题干）

  患者，男性，62 岁，排尿费力多年。因饮酒后下腹胀痛，一天未排尿来诊。查体：膀胱膨胀达脐下一指，触痛。

57. 该患者最可能的病因是
  A. 前列腺癌 B. 前列腺增生
  C. 尿道结石 D. 膀胱肿瘤
  E. 膀胱结石

58. 针对该患者，在急诊处理过程中，下列哪项是错误的
    A. 导尿应无菌操作
    B. 立即给予导尿处理
    C. 若不能插入导尿管，进行耻骨上膀胱穿刺抽尿
    D. 估计排尿功能一时难以恢复，应留置导尿管
    E. 导尿管插入后应尽快放空膀胱内尿液，减少患者痛苦

59. 为确定诊断，首先考虑的检查是
    A. 肝功能　　　　B. 尿常规
    C. B超　　　　　D. 血常规
    E. 腹部X线平片

60. 前列腺增生致慢性尿潴留继发肾积水，首先考虑的治疗原则是
    A. 利尿，抗生素治疗，防止感染
    B. 去除病因，保留患肾
    C. 患肾切除术
    D. 药物保肾，以防肾功能损害
    E. 肾造瘘术或输尿管扩张术

（61～62 共用题干）

　　患者，男性，31 岁，右大腿刀扎伤 18 小时。患处剧烈胀痛并持续性加重，伤口周围皮肤苍白、水肿，大量棕色渗出液，触诊有捻发感。

61. 考虑发生了以下哪一项创伤后并发症
    A. 伤口肉毒症
    B. 下肢动脉栓塞
    C. 下肢静脉血栓形成
    D. 破伤风
    E. 气性坏疽

62. 伤口分泌物涂片可以见到
    A. 大量革兰阴性杆菌
    B. 大量革兰阳性杆菌
    C. 大量革兰阴性球菌
    D. 大量革兰阳性球菌

    E. 大量真菌菌丝

（63～65 共用题干）

　　患者，男性，40 岁，因贫血输全血 5 分钟后出现寒战、高热、腰痛，心前区压迫感，全身散在荨麻疹，血压 80/60mmHg，尿呈酱油色。

63. 最可能的诊断是
    A. 发热反应　　　　B. 过敏反应
    C. 溶血反应　　　　D. 细菌污染反应
    E. 循环超负荷

64. 应首先采取的治疗措施是
    A. 立即停止输血
    B. 物理降温
    C. 给予阿司匹林
    D. 给予异丙嗪
    E. 静脉滴注地塞米松

65. 下列治疗措施中不正确的是
    A. 立即扩容并给予升压药物
    B. 静脉注射阿莫西林抗感染
    C. 静脉滴注 5% 碳酸氢钠溶液
    D. 使用肝素
    E. 静脉滴注呋塞米

四、案例分析题：每道案例分析题至少 3～12 问。每问的备选答案至少 6 个，最多 12 个，正确答案及错误答案的个数不定。考生每选对一个正确答案给 1 个得分点，选错一个扣 1 个得分点，直至扣至本问得分为 0，即不含得负分。案例分析题的答题过程是不可逆的，即进入下一问后不能再返回修改所有前面的答案。

（66～69 共用题干）

　　患者，男性，41 岁，因"腰部胀痛伴排尿困难 1 年"来诊。既往无特殊病史。实验室检查：Scr 120μmol/L。泌尿系统 B 超：双肾积水，双输尿管扩张，膀胱三角区毛糙。

66. 为明确诊断应检查的项目包括
    A. 肾功能
    B. 膀胱镜
    C. 尿动力
    D. 肾血管造影
    E. 肾、输尿管和膀胱 X 线片 + 静脉肾盂造影（IVP）
    F. 腹部 CT
    G. 肾上腺功能

67. 最可能的诊断是（提示：膀胱镜：后尿道延长，膀胱三角区多发滤泡样改变，双输尿管口观察不清，其他各壁黏膜光滑）
    A. 膀胱癌
    B. 盆腔脂肪增多症
    C. 神经源性膀胱
    D. 巨输尿管
    E. 前列腺增生
    F. 膀胱过度活动症

68. 应做的处理包括（提示：患者经 6 个月保守治疗后肾积水加重，Scr 398μmol/L）
    A. 透析
    B. 留置尿管
    C. 必要时双肾造瘘
    D. 留置 DJ 管
    E. 利尿药
    F. 激素治疗

69. 下一步应采取的治疗，最好是（提示：经治疗后肾功能恢复正常）
    A. 输尿管再植术　　B. 尿流改道术
    C. TURP　　　　　 D. 膀胱扩大术
    E. 继续观察　　　　F. 膀胱全切除术

（70～77 共用题干）

患者，男性，50 岁，尿频、尿急 6 个月，夜尿 2～3 次。无尿痛，无明显排尿困难，无尿道滴白，无肉眼血尿，无腰痛。

70. 初步应做哪些检查？
    A. 尿常规
    B. 自由尿流率
    C. 超声测剩余尿量
    D. 国际前列腺症状评分（IPSS）
    E. 生活质量评估（QOL）
    F. 血 PSA
    G. 前列腺液常规检查

71. 应高度怀疑哪一种病（提示：IPSS 22 分，QOL 4 分，尿常规无异常，最大尿流率 18ml/s，超声检查无剩余尿，PSA 6ng/ml）
    A. 良性前列腺增生
    B. 前列腺癌
    C. 慢性前列腺炎
    D. 泌尿系结核
    E. 膀胱炎
    F. 尿道炎
    G. 尿路结石

72. 哪种检查能明确诊断
    A. 直肠指诊
    B. 静脉尿路造影
    C. 盆腔 CT
    D. 盆腔 MRI
    E. 经直肠前列腺超声
    F. 游离 PSA 与总 PSA 的比值
    G. 前列腺穿刺活检
    H. 尿道膀胱镜检查

73. 本例前列腺癌的分期（提示：直肠指诊前列腺未扪及硬结。经直肠前列腺超声见前列腺外腺区有一 1cm 大小的低回声结节。盆腔 MRI 示盆腔未见肿大淋巴结，前列腺包膜完整，双侧精囊未见异常。前列腺穿刺活检提示前列腺腺癌，Gleason 评分 7 分）
    A. $T_{3b}N_0M_0$　　　　B. $T_4N_0M_0$
    C. $T_{3a}N_0M_0$　　　　D. $T_{1a}N_0M_0$

E. $T_2N_0M_0$ 　　F. 以上都不是

74. 可以采用哪些治疗方案（提示：本病例心肺功能良好）

A. 化疗

B. 等待观察

C. 双侧睾丸切除术

D. 放疗

E. 根治性前列腺切除术

F. 双侧睾丸切除术 + 根治性前列腺切除术

G. 双侧睾丸切除术 + 放疗

H. 双侧睾丸切除术 + 化疗

I. 经尿道前列腺电切术（TURP）

75. 手术应在什么时候进行（提示：本病例拟行根治性前列腺切除术）

A. 穿刺活检术后 1 周

B. 穿刺活检术后 2 周

C. 穿刺活检术后 3 周

D. 穿刺活检术后 4 周

E. 穿刺活检术后 5 周

F. 穿刺活检术后 6 周

G. 穿刺活检术后 7 周

H. 穿刺活检术后 8 周

I. 穿刺活检术后 9 周

J. 穿刺活检术后 10 周

76. 手术切除范围包括哪些内容

A. 前列腺　　B. 双侧精囊

C. 盆腔淋巴结　　D. 尿道膜部

E. 尿道球部

F. 膀胱三角区

G. 双侧输尿管膀胱壁内段

77. 哪些有关盆腔淋巴结清扫的描述是正确的

A. 有助于病理分期

B. 提高疗效

C. 保留覆盖在髂外动脉上的淋巴组织

D. 保留髂外动脉与腹壁下动脉之间的淋巴结

E. 清扫闭孔淋巴结

F. 清扫范围上界超过髂总动脉分叉以上

（78 ~ 82 共用题干）

患者，男性，44 岁，因"反复发作右肾绞痛 1 年"就诊。患者 2 年来常进食肉类，尤其是动物内脏，曾反复出现趾关节红、肿、热、痛等症状。泌尿系统 X 线平片检查未见异常。

78. 需要完善下列哪些检查项目，有助于该患者诊断

A. 泌尿系 B 超

B. 静脉肾盂造影（IVP）

C. 血尿酸检测

D. 尿细菌培养

E. 趾关节 X 线平片

F. 24 小时尿的尿酸排出量检测

G. 24 小时尿的钙、磷检测

H. 再次复查泌尿系统平片

I. 尿液结晶成分分析

79. 该患者泌尿系统 X 线平片（KUB）检查未见异常，下列哪几项检查有助于明确该患者尿路结石的诊断

A. 泌尿系 B 超

B. IVP

C. 泌尿系 MRI

D. 泌尿系 CT

E. 逆行尿路造影

F. 输尿管镜检查

G. 放射性核素肾图

H. 肾脏核素扫描

I. 肾盂穿刺顺行造影

80. 该患者尿常规检测中出现哪些异常对其诊断有临床意义

A. 尿红细胞　　B. 尿比重增加

C. 尿比重减低　　D. 尿 pH 值升高

E. 尿 pH 值降低　　F. 尿无机盐结晶

G. 尿结核菌培养阳性

H. 尿细胞学检查阳性

81. 下列哪几种尿路结石是 X 线阴性结石

    A. 胱氨酸结石　　　B. 草酸盐结石

    C. 尿酸结石　　　　D. 磷酸钙结石

    E. 磷酸镁铵结石　　F. 二磷酸盐结石

82. 对于该患者，下列哪几种药物对预防结石的复发有临床作用

    A. 复方 α - 酮酸片（开同）

    B. 丙磺舒

    C. 氯化铵

    D. 碳酸氢钠

    E. 枸橼酸钾

    F. 螺内酯（安体舒通）

    G. 别嘌醇

（83～88 共用题干）

    患者，女性，36 岁，因子宫内膜癌于 1 周前行子宫内膜癌根治性切除术。术中出血量较多，术后阴道不间断地流出清亮液体，每日约 600～800ml。术中留置尿管，尿管引流尿液清亮，每日尿量约 800～1200ml。

83. 患者阴道渗出物最可能为

    A. 血浆引流液　　　B. 淋巴液

    C. 尿液　　　　　　D. 阴道分泌物

    E. 癌性分泌液　　　F. 肠道分泌物

84. 目前患者最可能的诊断是

    A. 肾损伤　　　　　B. 输尿管损伤

    C. 膀胱损伤　　　　D. 前尿道损伤

    E. 后尿道损伤　　　F. 阴道损伤

85. 输尿管损伤好发于

    A. 子宫癌根治术后

    B. 直肠癌根治术后

    C. 骨盆骨折后

    D. 腹部放疗后

    E. 输尿管镜检查术后

    F. 腹膜后巨大肿瘤切除术后

86. 子宫内膜癌根治术后发生的输尿管损伤多位于输尿管何处

    A. 输尿管膀胱壁内段

    B. 输尿管入盆腔处

    C. 输尿管盆腔段

    D. 肾盂输尿管交界处

    E. 输尿管腰段

    F. 输尿管上段

87. 为明确患者诊断，可选择的检查方法有（提示：患者行膀胱镜检查：膀胱黏膜未见损伤，双侧输尿管开口清晰，左侧输尿管开口未见喷尿，右侧输尿管开口可见喷尿，左侧输尿管插管 3cm 后置入困难。行左侧逆行肾盂造影，提示输尿管插管段上方未见显影，输尿管插管段显影清晰，考虑为左侧输尿管盆腔段梗阻所致）

    A. 输尿管镜检　　　B. 逆行肾盂造影

    C. 腹部 CT　　　　D. CT 输尿管成像

    E. 利尿肾图　　　　F. 剖腹探查

88. 下列哪些治疗方案正确

    A. 积极行剖腹探查术

    B. 一期行输尿管端端吻合术

    C. 先行肾造瘘术

    D. 积极控制感染

    E. 行输尿管端端吻合术并留置输尿管支架管

    F. 二期行输尿管成形术

（89～97 共用题干）

    患者，女性，28 岁，3 年前无明显诱因出现右腰部疼痛，向下腹部放射，伴恶心、腹胀。于当地医院行腹部 B 超，提示右肾多发结石，予抗生素和止痛药治疗后，症状缓解，未继续治疗。3 年间未再出现类似不适症状。3 天前无明显诱因出现右上腹疼痛，伴高热，急诊入院。查体：体温

38.6℃，心率100次/分，血压90/60mmHg。神情倦怠，右上腹明显压痛，局部有肌紧张和反跳痛，右肾区叩击痛明显。

89. 该患者首先需检查的项目有（提示：患者入院后，病情继续恶化，血压下降，尿量减少。肾脏B超检查：右肾多发结石伴有中重度肾盂积水，肾周有少量积液）

    A. 血常规检查

    B. 尿常规检查

    C. 血生化检测

    D. 血电解质分析

    E. 血细菌培养

    F. 尿细菌培养

    G. 静脉肾盂造影（IVP）

    H. 逆行尿路造影

    I. 泌尿系B超

90. 根据患者目前病情，临床急救的处理措施有

    A. 吸氧

    B. 胃肠减压

    C. 积极补液以扩容

    D. 早期应用利尿剂以保护肾脏功能

    E. 右肾周穿刺引流积液

    F. 右肾盂穿刺造瘘

    G. 应用多巴胺以维持血压

    H. 应用 H_2 受体阻滞剂

    I. 联合应用广谱抗生素

91. 在下述处理措施中，哪一项处理最为关键［提示：患者经上述治疗1周后，一般情况好转，体温恢复正常。腹部泌尿系平片（KUB）检查：右侧肾盂与输尿管连接部结石直径约2cm，右侧肾下盏和中盏不完全铸型结石 2cm × 3cm］

    A. 吸氧

    B. 胃肠减压

C. 积极补液以扩容

D. 早期应用利尿剂以保护肾脏功能

E. 右肾周穿刺引流积液

F. 右肾盂穿刺造瘘

G. 应用多巴胺以维持血压

H. 应用 H_2 受体阻滞剂

I. 联合应用广谱抗生素

92. 为确定该患者下一步的治疗方案，需完善的检查有

    A. 尿常规检查

    B. 血细菌培养

    C. 尿细菌培养

    D. 尿细胞学分析

    E. IVP

    F. 逆行尿路造影

    G. CT三维重建

    H. 磁共振尿路水成像（MRU）

    I. 肾脏核素动态扫描

93. 下列有助于判断患者右肾功能状态的检查有（提示：肾脏B超提示右侧肾盂与输尿管连接部结石直径约 2.0cm，右肾中下盏多发结石，肾皮质厚0.8cm。肾小球滤过率：左侧 100ml/min，右侧 20ml/min）

    A. 右肾盂造瘘引流尿液的尿量

    B. 右肾盂造瘘引流尿液的比重

    C. 右肾盂造瘘引流尿液的 pH

    D. 血肌酐检测

    E. MRU

    F. IVP

    G. 逆行尿路造影

    H. 放射性核素肾动态扫描

94. 该患者下一步首选的治疗方案为

    A. 右肾切除术

    B. 体外振波碎石术

    C. 经肾窦切开取石术

    D. 右肾实质切开取石术

E. 经皮肾镜碎石取石术

F. 肾盂和输尿管切开取石术

G. 先行输尿管切开取石术，再行肾盂的体外冲击波碎石术

H. 先行经输尿管镜碎石术，再行肾盂的体外冲击波碎石术

I. 先行输尿管的体外冲击波碎石术，再行经肾盂的体外冲击波碎石术

95. 若对该患者实施体外冲击波碎石治疗，出现下列哪几种情况则不适合此治疗方案

A. 伴有糖尿病

B. 多囊肾合并肾结石

C. 马蹄肾合并肾结石

D. 妊娠合并肾结石

E. 伴有原发性高血压

F. 装有心脏起搏器

G. 伴有原发性血小板减少症

H. 长期服用阿司匹林者

I. 尿常规检测，镜下可见较多白细胞

96. 若为该患者行经皮肾镜碎石取石术，建立皮肾通道最合理的部位是

A. 肾上盏背外侧

B. 肾上盏前外侧

C. 肾中盏背外侧

D. 肾中盏前外侧

E. 肾下盏背外侧

F. 肾下盏前外侧

G. 肾下盏皮质最薄的位置

97. 该患者的尿路结石治疗已成功，为预防结石复发，应采取的措施有（提示：经治疗后获取的结石外观为灰白色，质地脆，容易被粉碎）

A. 口服丙磺舒

B. 口服氯化铵

C. 口服碳酸氢钠

D. 口服螺内酯

E. 口服别嘌呤醇

F. 口服10%的枸橼酸钾

G. 口服广谱抗生素以预防感染

H. 少吃动物蛋白和奶制品

I. 适当限制钠盐的摄入

（98～100 共用题干）

患者，男性，25 岁，未婚，左侧阴囊坠胀感 2 年半，一直未行特殊处理。最近左侧阴囊坠胀感加重，表现为久站或久坐后酸胀不适。

98. 对患者首先采取的最合理的处理方法是

A. 解痉镇痛药物治疗

B. 阴囊检查

C. 泌尿系 CT 检查

D. 住院治疗

E. 抗炎药物治疗

F. 阴囊及精索静脉 B 超检查

99. 若该患者被诊断为左侧精索静脉曲张，可选择的治疗措施包括

A. 抗炎处理

B. 腹腔镜下精索静脉曲张结扎术

C. 经腹股沟管精索静脉曲张结扎术

D. 显微镜下腹股沟精索静脉曲张结扎术

E. 介入栓塞睾丸静脉

F. 腹膜后精索静脉曲张结扎术

100. 以下不是精索静脉曲张手术并发症的是

A. 鞘膜积液   B. 静脉曲张复发

C. 输精管损伤   D. 腹股沟疝

E. 附睾炎   F. 睾丸萎缩

全真模拟试卷（二）

一、单选题：每道试题由 1 个题干和 5 个备选答案组成，题干在前，选项在后。选项 A、B、C、D、E 中只有 1 个为正确答案，其余均为干扰选项。

1. 一般认为球海绵体反射的神经中枢位于
   A. $L_{1\sim2}$
   B. $L_{3\sim5}$
   C. $S_{1\sim2}$
   D. $S_{2\sim4}$
   E. $L_5 \sim S_1$

2. 关于膀胱憩室，叙述错误的是
   A. 先天性憩室也称真性憩室，是指膀胱壁肌层局限性发育薄弱而膨出，憩室含有膀胱黏膜及肌层
   B. 后天性憩室也称假性憩室，多继发于下尿路梗阻病变，憩室由黏膜和结缔组织组成
   C. 多见于女性，常为多发性
   D. 两段排尿为本病的特征性临床表现
   E. 本病主要应与输尿管憩室、尿道憩室、重复膀胱等疾病鉴别

3. 肾细胞癌组织学亚型分类中，预后最差的是
   A. 肾透明细胞癌
   B. 肾乳头状腺癌
   C. 肾嫌色细胞癌
   D. Bellini 集合管癌
   E. 肾髓样癌

4. 预防胱氨酸结石复发的主要方法为
   A. 酸化尿液
   B. 增加胱氨酸在尿中的溶解度
   C. 降低尿钠水平
   D. 降低胱氨酸的溶解度

E. 在小肠内结合胱氨酸

5. 关于膀胱肿瘤所致的血尿，叙述错误的是
   A. 大多为无痛性
   B. 一般为间歇性出现
   C. 多为全程肉眼血尿
   D. 血尿程度与肿瘤大小不一致
   E. 血尿程度与肿瘤恶性度相平行

6. 尿道炎时尿痛的特点
   A. 排尿开始时出现疼痛
   B. 排尿终了时尿痛加重
   C. 常伴有尿线中断
   D. 伴有耻骨上区疼痛
   E. 伴有终末血尿

7. 患者，男性，83 岁，反复肉眼血尿半年，本次发作 2 周。根据下图的影像特征，最可能的诊断是

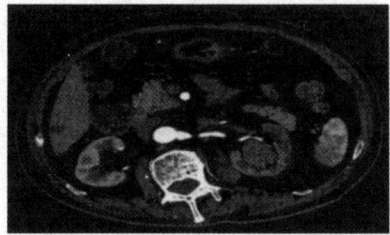

   A. 左肾盂癌
   B. 左肾结石
   C. 左肾积水
   D. 左肾结核
   E. 左肾积脓

8. 难以鉴别的肾癌和肾囊肿，最可靠的检查方法是
   A. 静脉尿路造影

B. 逆行肾盂造影

C. B 超

D. 肾动脉造影

E. CT

9. 患者，男性，58 岁，无痛性肉眼血尿 8 个月。膀胱镜检查提示膀胱三角区有 3cm 大小的团块，双合诊检查：肿物坚硬。诊断为膀胱浸润性癌，患者一般情况良好。最佳的治疗方案是

A. 回肠膀胱术

B. 膀胱全部切除及回肠膀胱术

C. 膀胱部分切除术

D. 膀胱全部切除及输尿管皮肤造口术

E. 放射治疗后行膀胱全部切除及回肠膀胱术

A. 左肾脓肿

B. 化脓性肾盂肾炎

C. 气肿性肾盂肾炎

D. 慢性肾盂肾炎

E. 黄色肉芽肿性肾盂肾炎

10. 下列因素与肾结石形成有关，但除外

A. 维生素代谢

B. 分解尿素的细菌

C. 长期卧床

D. 肾盂输尿管结合部狭窄

E. 营养吸收障碍

11. 关于重复肾盂、输尿管畸形，下列哪项叙述不正确

A. 是较罕见的泌尿系统畸形

B. 完全性重复肾盂、输尿管畸形指重复的输尿管下行至壁间段处才汇合

C. 不完全性重复肾盂、输尿管畸形指重复的输尿管汇合后共同开口于膀胱

D. 可分为完全性和不完全性两种

E. 诊断首选静脉肾盂造影检查

12. 患者，女性，63 岁，高热、左侧腰痛伴尿频、尿痛。请根据所示图像，选择最可能诊断

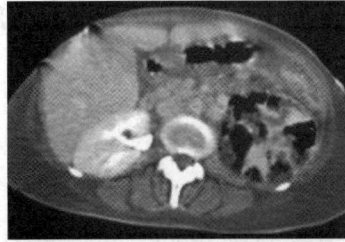

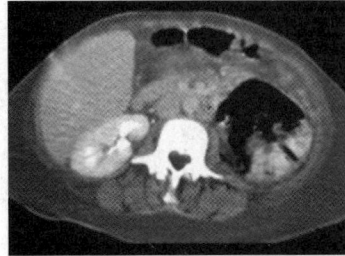

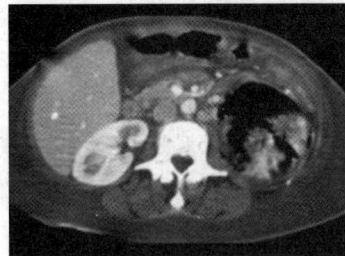

13. 不属于前列腺炎特点的是

A. 可无泌尿系感染

B. Ⅱ型患者前列腺液细菌培养阴性

C. 前列腺液中有白细胞

D. 常伴有神经官能症

E. 青年男性多见

14. 成人睾丸鞘膜积液的最佳治疗方法是

A. 鞘膜翻转术

B. 穿刺抽液术

C. 结扎鞘突

D. 中药治疗

E. 理疗

15. 泌尿系统梗阻引起的基本病理改变是
    A. 梗阻以上的尿路扩张
    B. 容易诱发感染
    C. 可以促使结石形成
    D. 肾积水
    E. 肾功能受损

16. 关于肾造瘘术后并发症，错误的是
    A. 肾穿孔
    B. 肾盂感染
    C. 出血
    D. 败血症
    E. 肾癌

17. 关于泌尿系结核时尿频产生的原因，下列哪一项是错误的
    A. 结核性脓尿刺激膀胱黏膜
    B. 结核病变延及膀胱
    C. 膀胱挛缩
    D. 病侧输尿管完全闭塞
    E. 膀胱痉挛

18. 一侧肾结核无功能，对侧肾积水，治疗取决于
    A. 肾积水一侧的肾功能情况
    B. 全身症状
    C. 血尿的程度
    D. 有无挛缩膀胱
    E. 尿频、尿急的程度

19. 患儿，男性，5 岁，有尿路感染伴急性发热。CT 增强扫描如图所示，最可能诊断为

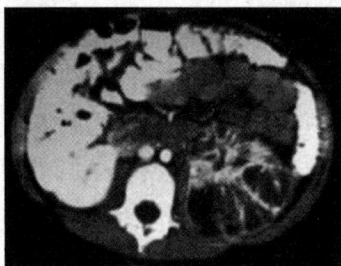

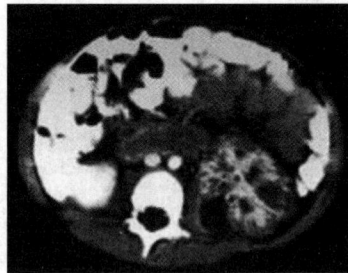

    A. 左侧肾炎
    B. 左侧肾脓肿
    C. 左侧急性肾盂肾炎
    D. 左侧黄色肉芽肿性肾盂肾炎
    E. 左侧慢性肾盂肾炎

20. 残余尿量最好的测量方法是
    A. B 超测量　　　B. 导尿术
    C. 酚红试验　　　D. IVU
    E. 膀胱镜

21. 诊断膀胱癌最主要的检查方法是
    A. 尿脱落细胞检查
    B. 膀胱镜检查，必要时活检
    C. 膀胱双合诊
    D. B 超
    E. 静脉尿路造影

22. 患者，男性，72 岁，因"急性尿潴留1 天"来诊。拟行经尿道前列腺电切术。术中膀胱镜：膀胱颈截石位约 2 点处可见直径约 1cm 乳头状新生物。目前最佳治疗方案为
    A. 先做前列腺电切术，再行膀胱新生物电切术
    B. 先切除膀胱新生物，再切除前列腺组织
    C. 先行前列腺电切术，等创面恢复后择期行膀胱新生物电切术
    D. 先行膀胱新生物切除术，等创面愈合后择期行前列腺电切术
    E. 停止任何手术，行进一步的相关检查

23. 患者，男性，74 岁，无痛性肉眼血尿 1 个月余。CT 扫描如图所示，该疾病最可能的诊断为

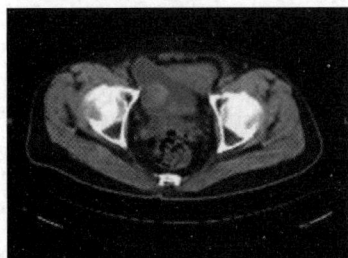

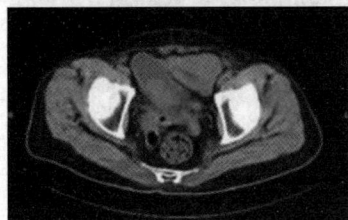

A. 膀胱癌   B. 膀胱结石

C. 膀胱血块   D. 膀胱息肉

E. 输尿管囊肿

24. 关于精索静脉曲张多见于左侧的原因，哪项应除外

A. 左侧的精索静脉行程较长，并垂直进入左肾静脉，因而血流阻力较大

B. 左侧精索静脉受到前方乙状结肠压迫

C. 肠系膜上动脉和腹主动脉在搏动时压迫左肾静脉回流

D. 精索静脉周围的结缔组织薄弱，瓣膜功能不健全，左侧受影响尤为明显

E. 下尿路梗阻时，可发生左侧精索静脉曲张

25. 患者，男性，33 岁，左肾结核无功能，右输尿管结石一枚，直径 1.5cm 大小，右肾积水，全身无尿毒症表现。宜先做何种处理

A. 立即输尿管切开取石

B. 切除无功能左肾

C. 抗结核治疗，等待结石排出

D. 引流右肾积水

E. 抗结核治疗下右输尿管切开取石

26. 女性尿道憩室诊断中常用的检查方法，不包括下列哪项

A. 盆腔超声   B. 盆腔 CT

C. 盆腔 MRI   D. 尿道造影

E. 阴道指诊

二、多选题：每道试题由 1 个题干和 5 个备选答案组成，题干在前，选项在后。选项 A、B、C、D、E 中至少有 2 个正确答案。

27. 营养睾丸及附睾的动脉有

A. 精索内动脉   B. 睾丸动脉

C. 精索外动脉   D. 提睾肌动脉

E. 输精管动脉

28. 怀疑血管性 ED 的患者，用彩色双功能多普勒超声检查进行鉴别时，关于动脉收缩期最大血流速（PSV）、舒张末期血流速（EDV）和阻力指数（RI），叙述正确的有

A. 正常情况下 PSV > 25cm/s，EDV > 5cm/s，RI 0.99

B. PSV < 25cm/s 提示动脉供血不足

C. EDV > 5cm/s 提示阴茎静脉闭合功能不全

D. 单纯性动脉供血不足 RI 不变

E. RI < 0.8 提示静脉闭合功能不全

29. 对诊断肾结核有帮助的包括以下哪几项

A. 腰部剧痛

B. 脓尿、血尿

C. 膀胱刺激症

D. 造影显示有破坏或钙化改变

E. 尿中找到抗酸杆菌

30. 有关排尿困难的症状，包括那些

A. 排尿中断   B. 尿线无力

C. 排不出尿　　　D. 尿频、尿急

E. 排尿失禁

31. 骨盆骨折患者，小便不能自解，尿道口滴血，血压 110/70mmHg。正确的处理是

　　A. 患者平卧

　　B. 放置导尿管

　　C. 尿道会师术

　　D. 经会阴尿道断端吻合术

　　E. 立即剖腹探查盆腔脏器，建立连续尿路

32. 关于膀胱的说法，正确的有

　　A. 位于耻骨后间隙

　　B. 男性膀胱底下部与前列腺相邻

　　C. 女性后方紧贴子宫颈、阴道后壁

　　D. 男性后方为直肠、精囊及输精管壶腹

　　E. 膀胱手术时可不伤及腹膜

33. 肾脏损伤后 2～3 天内应密切观察

　　A. 血压和脉搏变化

　　B. 下床活动时自觉症状

　　C. 尿色和尿量情况

　　D. 活动后疼痛情况

　　E. 腰部肿块大小

34. 穿行于会阴浅隙和会阴深隙的结构有

　　A. 肛管

　　B. 阴道

　　C. 尿道

　　D. 会阴动静脉及神经

　　E. 阴茎背动、静脉及神经

35. 在肾盂造影中，由于瘢痕所致肾轮廓凹陷的是

　　A. 慢性肾盂肾炎　　B. 多发性肾囊肿

　　C. 缺血性肾梗死　　D. 肾结核

　　E. 先天性分叶肾

36. 患者，女性，38 岁，体检时 B 超在左

肾探及一中强回声光团，边界清，内部回声均匀。CT 检查如图所示，下列说法正确的是

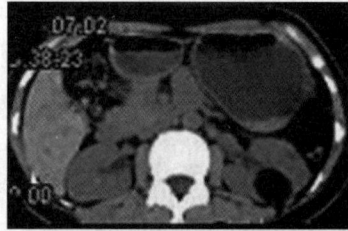

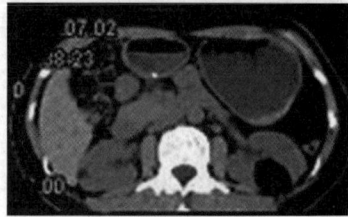

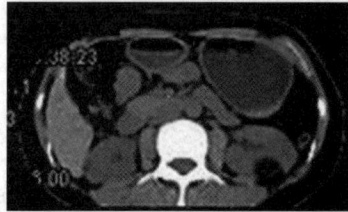

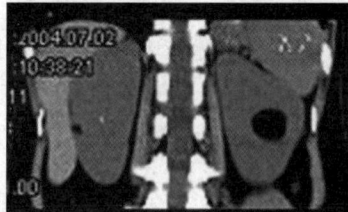

　　A. 左肾中部靠后方可见一类圆形低密度病灶

　　B. 病灶与周围肾组织界限清楚

　　C. 病灶密度为脂肪密度

　　D. 考虑为左肾血管平滑肌脂肪瘤

　　E. 考虑为左肾脂肪瘤

37. 可引起总胆固醇增高的有

　　A. 肝硬化

　　B. 肾病综合征

　　C. 口服避孕药

　　D. 甲状腺功能亢进症

　　E. 动脉粥样硬化

38. 高钙血症，见于

A. 肾衰竭   B. 骨肉瘤

C. 转移性骨癌   D. 多发性骨髓瘤

E. 原发性甲旁亢

39. 以下关于肾盂癌的叙述，正确的有

    A. 鳞癌罕见，多与长期尿路结石、感染等刺激有关

    B. 早期出现间歇性无痛肉眼血尿

    C. 新鲜尿液标本或逆行插管收集患侧肾盂尿液可以发现癌细胞

    D. 膀胱镜是选择性检查

    E. 根治性手术应切除患侧肾和输尿管上段

40. 急性膀胱炎最常见的两种致病菌是

    A. 大肠埃希菌

    B. 淋球菌

    C. 粪肠球菌

    D. 金黄色葡萄球菌

    E. 链球菌

41. 关于膀胱肿瘤电切术（TURBT）后即刻膀胱灌注化疗，叙述正确的是

    A. 其治疗原理是破坏 TUR 产生的游离肿瘤细胞及杀伤电切创面残留的肿瘤细胞

    B. 应于 TURBT 术后 72 小时内完成表柔比星或丝裂霉素等膀胱灌注化疗

    C. 推荐所有的非肌层浸润性膀胱癌患者 TURBT 术后均行即刻膀胱灌注化疗

    D. 对术中有腹膜外膀胱穿孔的患者不宜采用

    E. 对于采用术后即刻膀胱灌注化疗的患者，不需要进行维持膀胱灌注化疗

42. 隐睾在以下哪些情况下，可选择腹腔镜手术

    A. 不可触及的睾丸

    B. 可触及的睾丸

C. 腹腔内高位睾丸切除

D. 腹膜粘连

E. 辅助检查未发现睾丸，怀疑无睾症

43. 关于马蹄形肾治疗的正确描述是

    A. 无临床表现及并发症，则无需治疗

    B. 如有严重腹痛、腰痛和消化道症状，需手术治疗

    C. 如有与峡部有关的梗阻，可行峡部分离术

    D. 如合并有结石，可行肾盂切开取石术

    E. 可行肾盂成形术

44. 关于阴茎损伤，下列描述正确的是

    A. 常合并尿道损伤

    B. 阴茎勃起情况下受到直接暴力易造成白膜及海绵体破裂

    C. 阴茎疲软情况下受到直接暴力易造成白膜及海绵体破裂

    D. 阴茎折断伤的治疗原则是：早期手术清除血肿缝合白膜

    E. X 线检查是最主要的诊断方法

45. 尿液浓缩稀释试验主要用于检查

    A. 远端肾小管

    B. 集合管

    C. 髓祥

    D. 远端及近端肾小管功能

    E. 近端肾小管功能

46. 以下属于膀胱尿道镜观察方法的是

    A. 进退法   B. 转动法

    C. 扫视法   D. 麻醉法

    E. 固定法

47. 后腹腔镜手术与经腹腹腔镜手术比较，后腹腔镜手术的优点是

    A. 对腹腔内脏器干扰大

    B. 减少内脏损伤的可能

    C. 易于鉴别肾动脉

D. 不受或少受腹腔内既往有手术、创伤、感染等病史的影响

E. 并发症多，恢复慢

三、共用题干单选题：以叙述一个以单一患者或家庭为中心的临床情景，提出2~6个相互独立的问题，问题可随病情的发展逐步增加部分新信息，每个问题只有1个正确答案，以考查临床综合能力。答题过程是不可逆的，即进入下一问后不能再返回修改所有前面的答案。

（48~49 共用题干）

患者，男性，66岁，尿频，进行性排尿困难十年余，加重3个月。现排尿滴沥，不能控制排尿，经常尿失禁。既往有肺结核病史。查体：耻骨上胀满，脐下二指可及胀大膀胱，双下肢轻度浮肿。前列腺Ⅱ度增大，质中，光滑。化验检查：Hb 108g/L，尿常规每高倍视野可见许多红、白细胞，血BUN 为 12.1mmol/L，Scr 为 279μmol/L。

48. 下列诊断哪一项是正确的可能性最大
    A. 前列腺癌晚期伴肾功能不全
    B. 前列腺增生症、慢性尿潴留伴尿路感染、肾功能不全
    C. 前列腺增大伴泌尿系结核
    D. 前列腺增生伴膀胱结石
    E. 前列腺增生伴膀胱肿瘤

49. 下列处理哪项不正确
    A. 立即留置尿管
    B. 适当应用利尿剂
    C. 抗生素控制感染
    D. 耻骨上膀胱穿刺造瘘
    E. 急诊行前列腺电切术解除梗阻

（50~53 共用题干）

患者，男性，61岁，因"进行性排尿困难1年，膀胱造瘘术后5个月，阴茎异常勃起、阴茎增粗1个月，阴茎、阴囊及会阴部水肿进行性加重15天"来诊。5个月前因急性尿潴留留置导尿管失败行膀胱造瘘术。查体：会阴部可触及实性肿物。

50. 最可能的诊断是
    A. 前列腺癌　　　　B. 膀胱癌
    C. 前尿道癌　　　　D. 后尿道癌
    E. 尿道狭窄

51. 有助于确诊的检查是
    A. 尿道造影
    B. 尿道膀胱镜检查 + 活检
    C. 泌尿系统 B 型超声
    D. 盆腔 CT
    E. 盆腔 MRI

52. 患者的临床分期可能是
    A. $T_2N_0M_x$　　　　B. $T_3N_0M_x$
    C. $T_3N_1M_x$　　　　D. $T_3N_2M_x$
    E. $T_4N_2M_x$

53. 如未发现远处转移，全身状况良好，治疗方案是
    A. 肿瘤根治性切除术
    B. 肿瘤扩大根治性切除术
    C. 放疗
    D. 化疗
    E. 新辅助化疗后行肿瘤扩大根治性切除术

（54~56 共用题干）

患者，男性，73岁，尿频、尿急5年。近1年来出现排尿迟缓，尿线细，尿后滴沥。5年前出现两次脑梗死，经神经科治疗2年明显改善，目前除行走略不稳以外，无其他明显的后遗症。

54. 该患者首诊时哪一项检查不是必须的
    A. 膀胱镜检查了解前列腺大小
    B. 直肠指诊
    C. 血清 PSA
    D. 尿流率
    E. 前列腺超声了解前列腺大小及残

余尿

55. 该患者检查尿流率 3 次，尿量均在 70～100ml，Qmax 为 8ml/s。请问以下哪一项处理方法是最合理的

A. 再次复查尿流率，尿量要在 150ml 以上

B. 以现有尿量的尿流率作为参考

C. 留置气囊尿管注入 150ml 的生理盐水，再拔除尿管行尿流率检查

D. 夹闭患者前尿道，憋足 150ml 尿后，再行尿流率检查

E. 经尿道直接注入 150ml 以上生理盐水后马上进行尿流率检查

56. 如要明确患者有无前列腺增生所致的排尿困难，以决定是否行前列腺切除手术，最好行以下哪项检查

A. 前列腺 CT 检查

B. 膀胱尿道造影

C. 肾图或肾动态扫描

D. 尿动力学检查

E. 前列腺穿刺活检证实有无前列腺增生

（57～60 共用题干）

患者，男性，25 岁，下船时，会阴部骑跨在船沿上，立即出现尿道口滴血，之后不能排尿，发生尿潴留。体检发现，会阴部、阴茎和阴囊明显肿胀。

57. 该患者初步诊断

A. 前尿道损伤　　B. 球部尿道损伤

C. 后尿道损伤　　D. 膜部尿道损伤

E. 前列腺部尿道损伤

58. 如该患者未出现尿外渗，应做哪项处理

A. 耻骨上膀胱造瘘

B. 耻骨上膀胱穿刺造瘘

C. 留置导尿管

D. 会阴血肿清除＋尿道断端吻合

E. 尿道会师术

59. 该患者术后 3 周，拔除导尿管后能自行排尿，但不久出现手术切口处肿痛，逐渐出现会阴部伤口漏尿。考虑最可能原因为

A. 吻合口愈合不佳

B. 术后伤口感染致尿瘘

C. 尿道吻合口远端狭窄

D. 尿路感染

E. 合并尿道直肠瘘

60. 若患者术后 3 周发生排尿困难，尿线变细，首先可做哪项处理

A. 尿道扩张术

B. 尿道会师术

C. 经会阴部尿道切除吻合术

D. 尿道镜直视下狭窄冷刀切开术

E. 尿道镜直视下狭窄电切术

（61～63 共用题干）

患者，男性，62 岁，行胆囊切除手术，术中输血 200ml。术后第 11 天无明显诱因出现体温升高至 38.6℃，血压 95/55mmHg。查体见皮肤、巩膜黄染，化验检查发现贫血和血红蛋白尿。

61. 对该患者采取的治疗原则中，哪一项是错误的

A. 抗休克治疗

B. 静脉滴注碳酸氢钠碱化尿液

C. 不得再进行输血治疗

D. 防治 DIC

E. 必要时采用血浆置换治疗

62. 考虑发生了哪一种输血并发症

A. 延迟性溶血反应

B. 血液传播性疾病

C. 过敏反应

D. 非溶血性发热反应

E. 循环超负荷

63. 此时最需重视的合并症是
    A. 肺水肿
    B. 急性肾衰竭
    C. 低钙血症
    D. 感染中毒性休克
    E. 支气管痉挛

(64~66 共用题干)

患者，女性，37岁，触电倒地后神志丧失，呼吸不规则。

64. 在急救过程中经 ECG 检查提示心室纤颤，拟行胸外电除颤。首次电除颤所需电能是
    A. 10~50J   B. 20~60J
    C. 40~100J   D. 50~120J
    E. 200J

65. 如确诊患者发生了心跳骤停，立即进行胸外按压和人工呼吸，单人进行复苏时胸外按压与人工呼吸的比例是
    A. 1:1   B. 2:1
    C. 5:1   D. 10:1
    E. 30:2

66. 如何判断患者是否发生心搏骤停
    A. 立即测量血压
    B. 立即呼喊患者名字并观察其神志改变
    C. 立即摸颈动脉搏动
    D. 严密观察呼吸是否停止
    E. 立即做心电图检查

四、案例分析题：每道案例分析题至少 3~12 问。每问的备选答案至少 6 个，最多 12 个，正确答案及错误答案的个数不定。考生每选对一个正确答案给 1 个得分点，选错一个扣 1 个得分点，直至扣至本问得分为 0，即不含得负分。案例分析题的答题过程是不可逆的，即进入下一问后不能再返回修改所有前面的答案。

(67~74 共用题干)

患者，男性，30岁，尿频 1 年，伴射血性精液 3 次。无尿痛，无肉眼血尿，无尿道滴白，无排尿费力。多次尿液分析示白细胞和红细胞略增多，亚硝酸盐阴性。体检：双侧睾丸附睾大小正常，无压痛，未扪及硬结。双侧精索光滑。

67. 哪种疾病的可能性最大
    A. 慢性前列腺炎
    B. 细菌性膀胱炎
    C. 附睾炎
    D. 精囊癌
    E. 膀胱结石
    F. 泌尿生殖系结核
    G. 膀胱过度活动症
    H. 间质性膀胱炎

68. 哪些关于本例结核菌素试验阳性的描述是错误的（提示：患者行结核菌素试验呈阳性反应）
    A. 尿频症状是结核引起的
    B. 提示应该开始抗结核药物治疗
    C. 患者曾感染过结核
    D. 本患者做结核菌素试验无任何临床价值
    E. 排除了泌尿生殖系结核
    F. 血精是结核引起的
    G. 尿频症状是普通细菌感染引起，而血精是由结核导致

69. 哪些有关尿结核杆菌培养的描述是错误的（提示：拟做尿结核杆菌培养）
    A. 取晨尿标本
    B. 可以取任何时候的尿标本
    C. 需连续培养 2 次
    D. 需间断或连续培养 2 次
    E. 需连续培养 3 次
    F. 需间断或连续培养 3 次
    G. 需连续培养 4 次

H. 需间断或连续培养4次

I. 需连续培养5次

J. 需间断或连续培养5次

70. 尿沉渣涂片抗酸染色阳性提示可能哪些感染（提示：本例尿沉渣涂片抗酸染色阳性）

    A. 结核杆菌　　　B. 葡萄球菌

    C. 铜绿假单胞菌　D. 包皮垢杆菌

    E. 枯草杆菌　　　F. 克雷伯菌

    G. 大肠埃希菌

71. 为明确诊断，必需做哪些检查

    A. 直肠指诊

    B. 血沉

    C. 胸片

    D. 腰椎平片

    E. 静脉尿路造影

    F. 双肾CT

    G. 泌尿系B超

    H. 精囊超声或CT

    I. 膀胱镜检查＋活检

    J. 双肾MRI

72. 哪些检查不能确诊泌尿系结核

    A. 直肠指诊

    B. 血沉

    C. 胸片

    D. 腰椎平片

    E. 静脉尿路造影

    F. 双肾CT

    G. 泌尿系B超

    H. 精囊超声或CT

    I. 膀胱镜检查＋活检

    J. 双肾MRI

73. 哪个治疗方案最恰当（提示：直肠指诊、血沉、胸片、腰椎平片的结果均正常。精囊超声提示双侧精囊轻度炎性改变。静脉尿路造影提示右肾右输尿管不显影，右肾区可见钙化；左肾

左输尿管未见异常）

    A. 保守治疗

    B. 右肾切除术

    C. 抗结核药物治疗6个月后复查再定手术方案

    D. 右肾大部分切除术

    E. 右肾病灶清除术

    F. 右肾造瘘术

74. 术前抗结核治疗时间需多长（提示：本例拟行右肾切除术）

    A. 1周　　　　　B. 2周

    C. 3周　　　　　D. 4周

    E. 5周　　　　　F. 6周

（75～82共用题干）

　　患者，男性，77岁，夜尿增多2年，3次/晚，一直长期服用保列治（非那雄胺）。现常规体检发现PSA升高，$40\mu g/L$，直肠指诊前列腺未扪及硬结。

75. 根据以上资料可以确诊什么病

    A. 良性前列腺增生

    B. 前列腺癌

    C. 前列腺炎

    D. 良性前列腺增生伴发前列腺癌

    E. 前列腺结石

    F. 以上都不是

76. 哪一项检查能明确诊断

    A. 经直肠超声

    B. 盆腔CT

    C. 盆腔MRI

    D. 前列腺穿刺活检

    E. 游离PSA

    F. 游离PSA与总PSA的比值

    G. 同位素骨扫描

77. 术前应做哪些检查（提示：经直肠超声提示前列腺外腺区有低回声区，大小约1cm，前列腺体积48ml。MRI提示前列腺左侧边缘可见数个结节，但

前列腺包膜未见破坏,盆腔未见转移淋巴结。前列腺穿刺活检报告为前列腺癌,Gleason 评分 8 分。患者自觉体质良好,可步行上 4 层楼。患者女儿是儿科医生,强烈要求做根治性前列腺切除)

- A. 胸片
- B. 心电图
- C. 血压
- D. 肺通气功能
- E. 心功能测定
- F. 同位素骨扫描
- G. 压力 – 流率测定
- H. 静态尿道压力描记

78. 可选择的治疗方案是
- A. 耻骨上根治性前列腺切除术
- B. 耻骨后根治性前列腺切除术
- C. 经会阴根治性前列腺切除术
- D. 腹腔镜根治性前列腺切除术
- E. 放疗
- F. 化疗
- G. 双侧睾丸切除术
- H. 抗雄激素治疗

79. 你会采取哪种治疗方案(提示:患者及家属自觉身体条件良好,坚持行根治性前列腺切除术)
- A. 耻骨上根治性前列腺切除术
- B. 耻骨后根治性前列腺切除术
- C. 经会阴根治性前列腺切除术
- D. 腹腔镜根治性前列腺切除术
- E. 不做根治性前列腺切除术
- F. 开放性根治性前列腺切除术

80. 对接受根治性前列腺切除术的患者,年龄要求一般是
- A. 68 岁以下
- B. 70 岁以下
- C. 72 岁以下
- D. 74 岁以下
- E. 76 岁以下
- F. 78 岁以下
- G. 预期寿命 >10 年
- H. 预期寿命 >12 年
- I. 预期寿命 >8 年

81. 长期服用保列治(非那雄胺)会对血 PSA 浓度产生什么影响
- A. 升高 1 倍
- B. 升高 2 倍
- C. 降低 1/2
- D. 降低 1/3
- E. 不变
- F. 降低 1 倍

82. 下列哪些是根治性前列腺切除术的指征
- A. 血清 PSA >20μg/L
- B. 血清 PSA >40μg/L
- C. 血清 PSA <20μg/L
- D. 血清 PSA <40μg/L
- E. 局限性前列腺癌
- F. 预期寿命 >10 年
- G. 预期寿命 5 ~ 10 年

(83 ~ 87 共用题干)

患者,男性,42 岁,因"左腰部疼痛剧烈难忍,疼痛向睾丸和大腿内侧放射,伴恶心、呕吐 4 小时"就诊。查体:体温 36.6℃,心率 80 次/分,血压 150/90mmHg。轻度腹胀,腹软无压痛,左肋脊角压痛明显,左肾区叩击痛明显,肠鸣音减弱。

83. 为明确诊断,应选择的检查项目有
- A. 血常规
- B. 尿常规
- C. 尿红细胞位相
- D. 血淀粉酶
- E. 尿淀粉酶
- F. 泌尿系 B 超
- G. 静脉尿路造影(IVU)
- H. 腹部 X 线平片

84. 对患者下一步的处理措施应包括(提

示：在检查的过程中，患者疼痛呈阵
发性加重，即刻肌注阿托品，1 小时后
仍未缓解）

A. 禁食

B. 胃肠减压

C. 再次肌注阿托品

D. 肌注盐酸哌替啶

E. 静脉输液加用地西泮

F. 口服或静脉注射广谱抗生素

G. 应用利尿剂

85. 进一步临床治疗可以选择的方法有
（提示：经上述处理，患者的疼痛症状
完全缓解。泌尿系 B 超检查：左肾盂
轻度积水，左输尿管上段可见一直径
约 0.5cm 的强光点回声伴有声影。其
他影像学检查未见异常）

A. 临床密切观察

B. 中药排石治疗

C. 体外冲击波碎石术

D. 输尿管镜取石术

E. 经皮肾镜取石术

F. 输尿管逆行插管结合体外冲击波碎
石术

G. 输尿管切开取石术

86. 为预防本病的复发，可以采用下列哪
些措施

A. 多饮水

B. 多运动

C. 口服抗生素以预防感染

D. 口服 10% 的枸橼酸钾

E. 少吃动物蛋白和牛奶制品

F. 钠盐的摄入不用加以限制

87. 为预防结石的复发，应限制食用的食
物和蔬菜有（提示：经上述治疗，患
者症状缓解，复查泌尿系 B 超未见异
常）

A. 马铃薯　　　　B. 洋葱

C. 菠菜　　　　D. 菜花

E. 南瓜　　　　F. 坚果类

G. 西红柿　　　　H. 浓茶

（88 ~ 91 共用题干）

患者，男性，79 岁。2011 年 6 月确诊
为前列腺癌，肿瘤分期为 $T_4N_0M_0$，血清前
列腺特异性抗原（PSA）为 $125\mu g/L$，
Gleason评分 3 + 4 分。予持续最大限度雄
激素阻断治疗（曲普瑞林联合氟他胺）。
2012 年 6 月和 9 月复查血清 PSA 分别为
$0.065\mu g/L$ 和 $0.051\mu g/L$。

88. 建议此时对该患者采用何种治疗措施

A. 继续最大限度雄激素阻断治疗（MAB）

B. 间歇内分泌治疗（IHT）

C. 停用曲普瑞林

D. 停用氟他胺

E. 加用己烯雌酚

F. 前列腺癌根治术

89. 该患者采用间歇内分泌治疗模式
（IHT），以下关于 IHT 适应证的正确
描述是

A. 局限前列腺癌，无法行根治性手术
或放疗

B. 局部晚期患者

C. 转移前列腺癌

D. 根治术后切缘阳性

E. 根治术后复发

F. 局部放疗后复发

90. 该患者经过两次 IHT 模式治疗，再次
恢复 MAB 治疗后，于 2014 年 3、4、5
月复查血清 PSA 分别为 $3.5\mu g/L$、
$5.1\mu g/L$、$8.3\mu g/L$。此时正确的处理
方案是

A. 查血睾酮水平

B. 停用曲普瑞林

C. 停用氟他胺

D. 挽救性放疗

E. 前列腺切除术

F. 姑息性经尿道前列腺电切术（TURP）

91. 该患者睾酮处于去势水平，停用氟他胺后3个月，血清 PSA 降至 4.7μg/L，2014年9月复查血清 PSA 为 9.5μg/L。此时可考虑的处理方案是

    A. 双侧睾丸切除术

    B. 停用曲普瑞林

    C. 恢复口服氟他胺

    D. 换用比卡鲁胺口服

    E. 口服地塞米松

    F. 低剂量己烯雌酚口服

（92～94 共用题干）

    患者，男性，28岁，自二楼坠落骑跨于钢管上1小时，无法自行排尿，自尿道口滴血，并出现会阴部疼痛，压痛剧烈，平车送入院。入院后查体：血压 120/85mmHg，心率 95 次/分，体温 37.2℃。血常规：白细胞 $12 \times 10^9/L$，中性粒细胞 0.89，红细胞 $5.0 \times 10^{12}/L$，血红蛋白 115g/L；凝血常规：活化部分凝血活酶时间 35s，凝血酶原时间 11s，血浆纤维蛋白原测定 4g/L，凝血酶时间 15s。

92. 该患者初步诊断为

    A. 尿道膜部损伤

    B. 尿道球部损伤

    C. 尿道前列腺部损伤

    D. 阴囊损伤

    E. 尿道狭窄

    F. 骨盆骨折

93. 该患者应采取下列哪种辅助检查方法以明确诊断

    A. 金属探条探尿道

    B. 逆行尿道造影

    C. 泌尿系统彩超

    D. 盆腔 CT

    E. 诊断性导尿

F. 静脉肾盂造影

94. 该患者应选取下列哪种治疗方式

    A. 尿道镜下留置导尿管

    B. 静脉抗炎治疗

    C. 可考虑行耻骨上膀胱穿刺造瘘术

    D. 可急诊行尿道端端吻合术

    E. 急诊剖腹探查

    F. 等待观察，看患者是否可恢复自主排尿

（95～100 共用题干）

    患儿，男性，2岁，出生时即发现尿道口位于阴茎腹侧，排尿常尿湿衣裤。查体：尿道开口在阴茎体部，阴茎有下弯畸形。

95. 该患儿最可能的诊断是

    A. 尿道上裂

    B. 尿道下裂

    C. 前尿道瓣膜

    D. 后尿道瓣膜

    E. 尿道重复畸形

    F. 尿道狭窄

96. 关于该疾病的叙述，正确的有

    A. 临床分许多类型

    B. 手术方法多种多样

    C. 尿道开口异常，阴茎发育正常

    D. 严重时外生殖器酷似女性的外生殖器

    E. 手术的目的是矫正阴茎弯曲、修复尿道以恢复正常的排尿和性交功能

    F. 尿道口位于阴茎头下方至会阴正中线上任何部位

97. 该疾病的解剖学特征有

    A. 尿道外口可位于阴茎腹侧面从会阴到阴茎头之间的任何位置

    B. 阴茎下弯

    C. 系带缺如，阴茎缝和包皮不对称发育，阴茎缝可分裂成对称的两部

分，形成"V"形皮肤缺损

D. 在阴茎的背侧形成"头巾"样包皮堆积

E. 阴茎上弯

F. 尿道下裂中阴茎下弯程度与尿道开口位置成正比

E. 使新建尿道口位于阴茎头正位

F. 尿流改道

98. 该患儿的病变按传统分型应该属于

A. 阴茎头型　　　B. 冠状沟型

C. 阴茎体型　　　D. 阴茎阴囊型

E. 会阴型　　　　F. 阴囊型

99. 该患儿手术治疗的目的不包括

A. 延长阴茎

B. 完全矫正阴茎下弯

C. 修复缺失尿道

D. 术后能站立排尿

100. 该患儿最佳的手术方法是

A. 分期行阴茎下弯矫正术加保留尿道板修复尿道术

B. 一期行阴茎下弯矫正术加保留尿道板修复尿道术

C. 一期行阴茎下弯矫正术加尿道口前移阴茎头成形术

D. 一期行阴茎下弯矫正术加横行带蒂包皮内板皮尿道成形术

E. 一期行阴茎下弯矫正术加口腔黏膜尿道成形术

F. 分期行阴茎下弯矫正术加口腔黏膜尿道成形术

全真模拟试卷（三）

一、单选题：每道试题由 1 个题干和 5 个备选答案组成，题干在前，选项在后。选项 A、B、C、D、E 中只有 1 个为正确答案，其余均为干扰选项。

1. 临床肾结核的病理特点不包括
   A. 干酪样脓肿
   B. 空洞性溃疡
   C. 脓肾
   D. 钙化形成肾结石
   E. 肾自截或自家肾切除

2. 鉴别肾错构瘤与肾癌最好的方法为
   A. 肾 B 型超声
   B. 静脉肾盂造影（IVP）
   C. 肾 CT
   D. 肾 MRI
   E. 肾动脉造影

3. 诊断女性尿道癌最简单、有效的方法是
   A. 阴道指诊或双合诊检查
   B. 尿道造影
   C. 尿道镜检查
   D. 细胞学或肿瘤组织病理学检查
   E. 盆腔 B 型超声

4. 精原细胞瘤的 3 个亚型中，恶性程度较高、较易发生转移的是
   A. 典型精原细胞瘤
   B. 间变型精原细胞瘤
   C. 精母细胞性精原细胞瘤
   D. 干细胞性精原细胞瘤
   E. 间质性精原细胞瘤

5. 关于肾上腺危象，叙述错误的是
   A. 是艾迪生病（Addison disease）急剧加重的表现
   B. 常发生于感染、创伤等应激情况下
   C. 可出现低血糖和低钠血症
   D. 血钾降低
   E. 可有恶心、脱水和血压降低等表现

6. 关于肾挫伤的临床特点，下列不正确的是
   A. 约占全部肾损伤的 70%
   B. 损伤最轻微，肾包膜未破裂，可有包膜下小血肿
   C. 有镜下血尿或轻微肉眼血尿
   D. 影像学检查可见造影剂外漏
   E. 保守治疗可治愈且无后遗症

7. 患者，女性，48 岁，间歇性无痛性血尿 4 个月。经检查，临床诊断为右侧肾癌。肾癌出现血尿表明
   A. 早期肾癌
   B. 晚期肾癌
   C. 肿瘤内有出血
   D. 肾癌已侵入肾盏、肾盂黏膜
   E. 肾癌已侵入肾门

8. 尿道球部损伤常出现的症状是
   A. 终末血尿
   B. 全程血尿
   C. 尿道口滴血
   D. 尿频
   E. 尿痛

9. 在引起 ED 的病因中，与糖尿病 ED 无关的是
   A. 阴茎感觉神经受损
   B. 高胆固醇血症
   C. 动脉粥样硬化
   D. 一氧化氮（NO）合成和释放减少
   E. Na^+,K^+ - ATP 酶活性增强

10. 隐睾小儿肌注绒毛膜促性腺激素的方法为
    A. 每周肌注 2 次，每次 1000U，连续 10 周
    B. 每周肌注 1 次，每次 1000U，连续 5 周
    C. 每周肌注 2 次，每次 500U，连续 5 周
    D. 每周肌注 2 次，每次 1000U，连续 5 周
    E. 每周肌注 2 次，每次 2000U，连续 2 周

11. 经尿道切除膀胱肿瘤术后的患者，一般都采用膀胱内药物灌注以防止肿瘤的复发，下列哪种药物的效果最好
    A. 卡介苗　　　　B. 顺铂
    C. 阿霉素　　　　D. 丝裂霉素
    E. 塞替派

12. 决定膀胱肿瘤预后的是
    A. 浸润深度
    B. 治疗方法
    C. 细胞分化程度
    D. 血尿的轻重程度
    E. 肿瘤生长部位

13. 患者，男性，75 岁，尿频，尿急，尿痛伴间歇性血尿半年，尿细胞学检查三次阳性。膀胱镜观察，右侧黏膜粗糙，活检病理结果为膀胱原位癌。有关原发性膀胱原位癌的临床表现特点，下列哪项是错误的
    A. 常表现在膀胱刺激症状
    B. 膀胱灌注免疫治疗效果好
    C. B 超显示肿瘤浸润至膀胱肌层
    D. 膀胱病变广泛
    E. 尿细胞学检查阳性率高

14. 促进上尿路结石形成的因素不包括
    A. 饮食结构中纤维素过少
    B. 长期卧床不起
    C. 饮食结构中肉类过多
    D. 尿中枸橼酸增多
    E. 肾小管酸中毒

15. 考虑尿石症时，为明确诊断，最需做
    A. CT 检查
    B. 肾功能检查
    C. 尿细菌培养 + 药敏试验
    D. KUB + IVP
    E. 放射性核素肾图

16. 诊断输尿管结石最简便的方法是
    A. 摄腹部平片　　　B. B 超检查
    C. 尿常规检查　　　D. 排泄性尿路造影
    E. 逆行性尿路造影

17. 患者，女性，32 岁，右腰部疼痛伴高热，请根据所示图像，选择最可能诊断

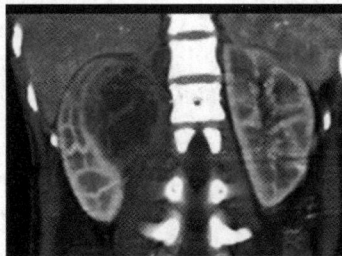

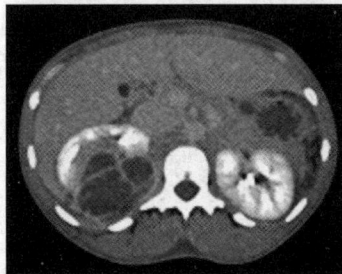

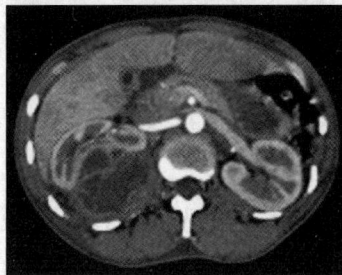

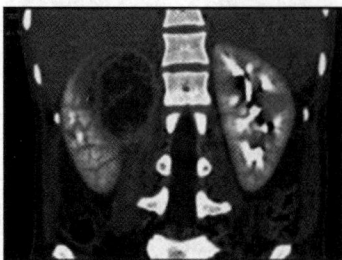

A. 右肾囊性肾癌

B. 右肾结核

C. 右肾脓肿

D. 右肾囊肿合并感染

E. 右侧急性肾盂肾炎

18. 肾积脓患者，使用多种抗生素，病情仍较重，但对侧肾脏情况不了解。下一步治疗应

A. 继续保守治疗

B. 患侧肾造瘘

C. 患侧输尿管造瘘

D. 患侧脓肾切除

E. 双侧肾探查

19. 孕妇患急性肾盂肾炎，最适合的抗感染药物是

A. 头孢类　　　B. 氨基糖苷类

C. 喹诺酮类　　D. 半合成青霉素类

E. 磺胺类

20. 诊断膀胱破裂最简便的检查是

A. 腹穿

B. 膀胱镜检查

C. 插导尿管并做注水试验

D. 膀胱造影

E. 尿常规检查

21. 泌尿系最常用的辅助检查为

A. B超　　　　B. CT

C. KUB　　　 D. IVP

E. MRI

22. 尿培养检查的尿液标本采集后，处理时间为

A. 2小时以内　　B. 4小时以内

C. 6小时以内　　D. 8小时以内

E. 10小时以内

23. 引起输尿管梗阻最常见的病因为

A. 炎症　　　　B. 肿瘤

C. 结核　　　　D. 结石

E. 先天性肾盂输尿管连接部狭窄

24. 肾结核并发膀胱挛缩，在治疗原则上，下列哪项不正确

A. 先行病肾切除

B. 病肾切除后抗结核治疗，待膀胱结核完全愈合后行膀胱扩大术

C. 同时行病肾切除和膀胱扩大术，术后抗结核治疗

D. 合并后尿道狭窄者，不宜行膀胱扩大术

E. 对侧输尿管扩张，肾积水明显者不宜行膀胱扩大术

25. 患者，男性，24岁，3个月来左侧阴囊内可触及一包块，逐渐肿大，无痛，无发热。1个月前包块破溃流脓，抗感染治疗后无明显好转。可能诊断为

A. 阴囊内丝虫病

B. 睾丸肿瘤

C. 急性附睾炎

D. 急性睾丸炎

E. 附睾结核

二、多选题：每道试题由1个题干和5个备选答案组成，题干在前，选项在后。选项A、B、C、D、E中至少有2个正确答案。

26. 膀胱结石的治疗原则有

A. 镇痛治疗

B. 取出结石

C. 去除结石形成的病因

D. 保守治疗

E. 同时处理上尿路梗阻性病变

27. 慢性肾衰竭的发病机制包括
    A. 肾小球高滤过
    B. 肾单位高代谢
    C. 肾组织上皮细胞表型转化作用
    D. TGF－β、IL－1、血管紧张素Ⅱ、内皮素－1等细胞因子作用
    E. 肾小球低灌注

28. 腰部撞伤伴肉眼血尿患者，于伤后第8天出现休克症状，其原因可能为
    A. 肾损伤迟发性出血
    B. 外渗尿继发感染
    C. 肾损伤继发感染
    D. 肾损伤刺激腹腔神经丛
    E. 急性尿潴留

29. 属于男性附属腺的有
    A. 精囊   B. 附睾
    C. 睾丸   D. 前列腺
    E. 尿道球腺

30. 泌尿系统损伤后的主要临床表现是
    A. 出血   B. 感染
    C. 尿外渗   D. 休克
    E. 发热

31. 下列泌尿、男生殖系统感染中，可能要手术治疗的有
    A. 肾皮质多发性脓肿
    B. 肾积脓
    C. 急性肾盂肾炎
    D. 急性细菌性膀胱炎
    E. 肾周围炎

32. 患者，女性，67岁，直肠癌术后一年复发，广泛转移，盆腔内形成巨大包块。近24小时无尿，寒战，体温39℃。B超发现双肾明显积水。可行的治疗方法有
    A. 手术解除双侧输尿管梗阻
    B. 利尿

C. 双肾穿刺造瘘
D. 膀胱镜下置双侧输尿管"J"型导管
E. 抗感染

33. 肾损伤的远期并发症是
    A. 尿囊肿   B. 高血压
    C. 肾周脓肿   D. 肾积水
    E. 对侧肾萎缩

34. 肩关节轻微外展即感疼痛，见于
    A. 肱骨骨折
    B. 肩肱关节脱位
    C. 肩锁关节脱位
    D. 肩关节炎
    E. 锁骨骨折

35. 膀胱挛缩可见于下列哪些疾病
    A. 细菌性膀胱炎
    B. 膀胱结核
    C. 慢性间质性膀胱炎
    D. 膀胱憩室
    E. 神经源性膀胱

36. 膀胱阴道瘘的常见病因包括
    A. 先天性因素
    B. 分娩损伤
    C. 盆腔妇科手术
    D. 妇科肿瘤
    E. 直肠感染

37. 关于肾皮质感染，以下描述正确的是
    A. 多见于免疫力低下患者
    B. 病变发展可以导致肾周脓肿和腰大肌脓肿
    C. 病变早期尿液中可以无炎症细胞
    D. 早期行肾造瘘术有利于治疗
    E. 多数来源于血行感染

38. 关于成人多囊肾的正确描述是
    A. 常染色体显性遗传
    B. 多数患者至40岁左右才出现症状

C. 临床症状可表现为肾区疼痛、腹部肿块与肾功能损害

D. 伴发结石或尿路感染者，可出现血尿、脓尿、发热及肾区疼痛等相应症状

E. 约 1/3 的患者出现肝囊肿，但无肝功能变化

39. 关于间质性膀胱炎，下列哪些描述是正确的

A. 间质性膀胱炎表现为膀胱痛、尿道痛或盆腔痛，有时甚至表现为外生殖器痛

B. 膀胱黏膜白斑征是诊断间质性膀胱炎的必要条件之一

C. 尿动力学检查对诊断间质性膀胱炎是必要的

D. 钾离子敏感试验阳性是诊断的条件之一

E. 目前普遍认为间质性膀胱炎与膀胱癌无必然关联

40. 一侧睾丸扭转后对对侧睾丸损害的机制有

A. 睾丸复位后缺血再灌注损伤

B. 睾丸间交感神经－血管反射

C. 免疫因素

D. 内分泌因素

E. 一侧睾丸扭转时间较长

41. 关于多囊肾，以下描述正确的是

A. 属于遗传性疾病

B. 常染色体显性遗传性多囊肾发病年龄较早

C. 常染色体隐性遗传性多囊肾很少发生肾衰竭

D. 可以有多系统病变

E. 多数合并有高血压

42. 关于腹腔镜手术缝合用具的叙述，以下不正确的是

A. 缝合针以前是直的，便于自套管内置入

B. 缝合针现改为前端稍弯、针体直、似滑雪板的缝针，放入和使用均方便

C. 现在应用的针持咬合面与开放手术所用的针持相似，且两叶变短

D. 所用缝线一般固定在缝针尾部，为尼龙线

E. 缝线为棉线，不易脱落，有一定弹性，质地结实，耐受牵拉

43. 气胸和纵隔气肿的临床表现有

A. 气道阻力增大

B. 潮气量升高

C. 血氧饱和度下降

D. 血氧分压降低

E. 二氧化碳分压降低

三、 共用题干单选题：以叙述一个以单一患者或家庭为中心的临床情景，提出 2～6 个相互独立的问题，问题可随病情的发展逐步增加部分新信息，每个问题只有 1 个正确答案，以考查临床综合能力。答题过程是不可逆的，即进入下一问后不能再返回修改所有前面的答案。

(44～47 共用题干)

患儿，男性，15 个月，因"出生至今右侧阴囊空虚"来诊。B 型超声：右侧腹股沟皮下见直径为 0.6cm 团块，有血供。

44. 最可能的诊断是

A. 右侧腹股沟淋巴结肿大

B. 右侧隐睾

C. 右侧腹股沟疝

D. 右侧腹股沟皮下肿物

E. 右侧精索静脉曲张

45. 在青春期，隐睾发生率约为

A. 33%　　　　B. 50%

C. 10%　　　　D. 3%

E. 20%

46. 隐睾不会导致

    A. 睾丸萎缩

    B. 丧失生育能力

    C. 恶变为睾丸肿瘤

    D. 性征发育异常

    E. 智力发育障碍

47. 隐睾的最适宜手术年龄为

    A. 2 岁以前　　B. 3 ~ 6 岁

    C. 10 ~ 13 岁　　D. 7 ~ 9 岁

    E. 18 岁

（48 ~ 50 共用题干）

    患者，男性，21 岁，左腰部被刺后伤口持续溢出淡红色液体。体检：血压 90/70mmHg，脉搏 120 次/分，左上腹有压痛，无肌紧张及反跳痛。

48. 诊断首先应考虑

    A. 肾损伤　　　B. 胃穿孔

    C. 脾破裂　　　D. 肠破裂

    E. 胰腺损伤

49. 为明确诊断应采用

    A. 钡餐造影

    B. 排泄性尿路造影

    C. 腹腔穿刺

    D. 钡剂灌肠

    E. 伤口溢出液淀粉酶测定

50. 处理原则应

    A. 立即手术探查

    B. 非手术治疗

    C. 出现肉眼血尿时手术探查

    D. 再次出现休克时手术探查

    E. 出现腹膜炎时手术探查

（51 ~ 54 共用题干）

    男性，73 岁，尿频，排尿无力，尿线细，尿不尽感，逐渐加重 10 年余，曾经出现过多次急性尿潴留。既往：糖尿病 15 年，服药治疗。

51. 患者最不可能的问题是

    A. 前列腺增生

    B. 慢性尿潴留

    C. 逼尿肌无力

    D. 逼尿肌 – 外括约肌协同失调

    E. 过度活动膀胱

52. 首诊应做的检查中哪一项必要性不大

    A. 肛诊

    B. 尿流率

    C. 泌尿系超声和残余尿量检查

    D. 血生化和 PSA 检查

    E. IVP + KUB

53. 根据检查结果，患者前列腺增生和糖尿病诊断明确，为了决定是否行前列腺切除，最好做以下哪一项检查

    A. 前列腺 CT 扫描

    B. 膀胱镜检查

    C. 肾放射性核素扫描

    D. 尿动力学检查

    E. 前列腺穿刺活检

54. 成功地进行前列腺切除术后半年，患者仍有排尿迟缓，无力，最可能的问题是

    A. 逼尿肌反射亢进

    B. 逼尿肌无力

    C. 前列腺增生组织未切净

    D. 前列腺增生复发

    E. 外括约肌损伤

（55 ~ 57 共用题干）

    女性，50 岁，左侧肾上腺皮质腺瘤切除术后第 1 天，突然出现心悸，气促，大汗淋漓，血压 90/60mmHg，WBC 1.5×10^9/L。

55. 该患者目前考虑为

    A. 急性心肌梗死

    B. 肺部感染

C. 创伤反应综合征

D. 肾上腺危象

E. 失血性休克

56. 该患者需立即补充哪种激素

A. 糖皮质激素

B. 盐皮质激素

C. 促肾上腺皮质激素

D. 儿茶酚胺

E. 血管加压素

57. 哪种肾上腺疾病术后不需常规补充糖皮质激素

A. 皮质醇增多症

B. 原发性醛固酮增多症

C. 嗜铬细胞瘤

D. 皮质癌

E. 肾上腺结节样增生

(58～60 共用题干)

女性，46 岁，因发现血压升高 3 年入院。CT 示左侧肾上腺腺瘤。查体血压170/95mmHg，满月脸，水牛背，皮肤可见紫纹。拟行左侧肾上腺腺瘤切除术。

58. 该患者最重要的术前准备为

A. 使用螺内酯，补充血钾

B. 补充糖皮质激素

C. 控制性降压，扩充有效循环血量

D. 预防感染，维持酸碱平衡

E. 供给充分热量

59. 该患者采用哪种麻醉方式最合适

A. 硬膜外麻醉

B. 硬腰联合麻醉

C. 全身麻醉

D. 静脉复合麻醉

E. 局麻

60. 该患者最合适的手术方式为

A. 经十一肋间切口

B. 经十二肋下切口

C. 经腹切口

D. 胸腹联合切口

E. 经腹腔镜或后腹腔镜行微创手术

(61～63 共用题干)

男性，41 岁，因阵发性血压升高伴头晕、头痛 2 年入院，有昏厥史。查体血压185/95mmHg，CT 示右侧肾上腺占位，血钾 3.5mmol/L，24 小时尿 VMA 升高。

61. 伴有低血钾的高血压，其病因应首先考虑

A. 皮质醇增多症

B. 原发性醛固酮增多症

C. 嗜铬细胞瘤

D. 皮质癌

E. 肾上腺结节样增生

62. 该疾病主要引起哪种激素分泌增多

A. 糖皮质激素

B. 盐皮质激素

C. 促肾上腺皮质激素

D. 儿茶酚胺

E. 血管加压素

63. 该患者术前最重要的治疗是

A. 使用螺内酯，补充血钾

B. 补充糖皮质激素

C. 控制性降压，扩充有效循环血量

D. 预防感染

E. 维持酸碱平衡

四、案例分析题：每道案例分析题至少 3～12 问。每问的备选答案至少 6 个，最多 12 个，正确答案及错误答案的个数不定。考生每选对一个正确答案给 1 个得分点，选错一个扣 1 个得分点，直至扣至本问得分为 0，即不含得负分。案例分析题的答题过程是不可逆的，即进入下一问后不能再返回修改所有前面的答案。

(64～71 共用题干)

患者，男性，18 岁，左腰部被扁担打

伤后排肉眼血尿 2 小时。体查：T 36.6℃，P 100 次/分，R 22 次/分，BP 100/60mmHg。精神紧张，对答切题，脉搏尚有力。左腰部皮肤有瘀斑，耻骨上区无膨隆。

64. 应立即做什么检查

    A. 尿常规

    B. 尿培养

    C. 血常规

    D. 血型

    E. 床边泌尿系 B 超检查

    F. 肾图

    G. 膀胱镜检查

    H. 左侧逆行肾盂造影

65. 首先考虑什么诊断

    A. 左肾自发性破裂

    B. 左输尿管断裂

    C. 左肾裂伤

    D. 膀胱破裂

    E. 左肾挫伤

    F. 左肾蒂损伤

    G. 左肾包膜下血肿

66. 应立即采取的治疗措施有哪些（提示：尿常规：红细胞满视野。血常规：Hb 60g/L。B 超示左肾裂伤，肾周有 2cm 厚的血肿）

    A. 手术探查

    B. 血管介入栓塞止血

    C. 绝对卧床

    D. 吸氧

    E. 输血

    F. 密切观测血压、脉搏的变化

    G. 密切观察尿液颜色深浅的变化

    H. 密切观察腰围的变化

    I. 使用抗生素

    J. 留置胃管

67. 哪些关于绝对卧床的描述是正确的

    A. 在床上平卧不能转身

    B. 不能起床排尿和解大便

    C. 可以坐起进食，以免误咽

    D. 卧床 2～4 周

    E. 血尿转淡红色时即可离床活动

    F. 卧床一周即可离床活动

68. 最好采取哪种治疗措施（提示：6 小时后患者精神淡漠，血尿颜色无变淡，脉搏加快至 110 次/分，血压降低至 90/50mmHg，腰围增加 0.5cm，腹壁软）

    A. 剖腹探查

    B. 超选择性左肾动脉栓塞术

    C. 继续保守治疗

    D. 取腰切口切除左肾

    E. 取腰切口修补左肾

    F. 根治性左肾切除术

69. 超选择性肾动脉栓塞术后哪些处理是正确的（提示：本例患者进行了超选择性左肾动脉栓塞术，术后当天血尿消失，血压平稳）

    A. 同侧下肢制动 24 小时

    B. 同侧下肢制动 12 小时

    C. 同侧下肢制动 6 小时

    D. 48 小时后可离床活动

    E. 12 小时后可离床活动

    F. 6 小时后可离床活动

70. 哪些可以是超选择性肾动脉栓塞术的并发症

    A. 恶心

    B. 呕吐

    C. 肾血管性高血压

    D. 局部胀痛

    E. 肾动静脉瘘

    F. 低热

71. 最好选择哪种治疗方法（提示：超选择性左肾动脉栓塞术后第 7 天又排出大量肉眼血尿，血压下降至 90/50mmHg，

Hb 降至 70g/L)

A. 切除左肾

B. 保守治疗

C. 再次行超选择性左肾动脉栓塞术

D. 左输尿管插管灌注冰盐水

E. 手术修补左肾

F. 左肾实质缝合术

(72～78 共用题干)

患者，女性，38 岁，反复出现活动后肉眼血尿 3 年，每次经对症处理可以缓解。近 3 个月来发作频繁，腹部泌尿系统平片（KUB）检查，发现左肾盂有不规则的铸型结石，约 5.0cm×2.5cm。尿常规检查，镜下可见较多白细胞。

72. 入院后，患者需进行哪些具有重要临床意义的检查

A. 尿白细胞分类镜检

B. 静脉肾盂造影（IVP）

C. 磁共振尿路水成像（MRU）

D. 血肾功能检测

E. 血钙、磷检测

F. 尿结晶成分分析

G. 血甲状腺激素检测

H. 放射性核素肾图检查

I. 血甲状旁腺激素检测

J. 血碱性磷酸酶检测

K. 尿细菌培养＋药敏试验

73. 下列哪几种组合对该患者的治疗最为合理

A. 经肾盂切开取石术

B. 经肾实质切开取石术

C. 经肾窦切开取石术

D. 体外冲击波碎石术

E. 留置 DJ 管体外冲击波碎石术

F. 经皮肾镜碎石、取石术

G. 经输尿管镜碎石、取石术

74. 该结石常对患者造成的损害有

A. 损伤肾盂，造成出血

B. 造成严重感染而影响肾脏功能

C. 结石长期存在可致癌变

D. 肾盂的感染可能会波及至肾周

E. 往往会发生严重肾积水，损害肾功能

F. 不及时治疗往往会引发急性肾绞痛

G. 形成肾乳头多发小结石，影响肾脏的排泄功能

H. 常常会出现急性完全性上尿路梗阻，严重影响肾功能

75. 如果首先对该患者行体外冲击波碎石治疗，出现下列哪几种情况则不适合

A. 长期服用阿司匹林

B. 原发性高血压

C. 糖尿病

D. 装有心脏起搏器

E. 中期妊娠

F. 器质性心律失常

G. 原发性血小板减少症

H. 多囊肾

I. 马蹄肾

J. 尿常规检测，镜下可见较多白细胞

76. 进一步的处理应该是（提示：患者经过第一次体外冲击波碎石治疗后，排出少量碎石。KUB 提示部分结石堆积于下段输尿管，形成"石街"，长度为 3cm。患者一般情况良好，患侧肾区胀痛，无发热）

A. 大量饮水，增加活动以促进结石排出

B. 静脉输液，并用中药排石治疗

C. 静脉应用广谱抗生素

D. 行输尿管镜取石术

E. 急诊行输尿管切开取石术

F. 静脉输液加用利尿剂促进结石排出

G. 行肾盂穿刺造瘘术，以减轻肾盂压

力并缓解症状

  H. 从"石街"的远端再次行体外冲击波碎石治疗

77. 该结石的成分多为（提示：经上述治疗后得到的结石外观为灰白色，质地脆，容易被粉碎）

  A. 胱氨酸结石 B. 草酸盐结石

  C. 尿酸结石 D. 磷酸钙结石

  E. 磷酸镁铵结石 F. 二磷酸盐结石

  G. 黄嘌呤结石

78. 该患者的结石治疗成功后，复查 KUB 提示肾内结石全部消失，为预防结石复发，应采取下列哪些措施

  A. 大量饮水

  B. 口服抗生素

  C. 口服碳酸氢钠

  D. 口服枸橼酸钾

  E. 口服氯化铵

  F. 限制食物中磷酸的摄入

  G. 口服别嘌醇

  H. 口服丙磺舒

（79～85 共用题干）

  患者，女性，26 岁，4 小时前突发左肾绞痛，疼痛难忍，辗转不安，伴恶心，遂就诊于当地某基层医院。查尿常规：红细胞（＋＋），白细胞（＋）；泌尿系 B 超：左肾盂轻度积水，余未见异常；诊断：左侧输尿管结石。给予山莨菪碱（654－2）肌注，并静脉滴注生理盐水后，疗效不佳。因该患者妊娠 26 周，为进一步诊疗来我院急诊。查体：血压、脉率及体温均正常，左肾区叩击痛明显，腹部检查未见异常。血常规正常，复查泌尿系 B 超结果同前。临床诊断：左侧输尿管结石，左肾盂轻度积水。

79. 患者入院后肾区疼痛不止，为缓解症状可选择的方法有

  A. 再次肌注 654－2

  B. 肌注黄体酮

  C. 直肠内应用消炎痛栓剂

  D. 肌注盐酸哌替啶（杜冷丁）

  E. 急诊体外振波碎石治疗

  F. 急诊行 DJ 管置入

  G. 急诊行输尿管镜碎石术

80. 目前该患者的临床诊断为左侧输尿管结石，但是泌尿系 B 超检查未发现结石的直接证据，为明确诊断，下一步应选择的检查方法是

  A. 行腹部泌尿系 X 线平片（KUB）检查，以明确结石的位置和大小

  B. 行静脉尿路造影（IVU）检查，以明确结石的位置、大小和肾功能状况

  C. 行泌尿系 CT 平扫，以明确结石的位置和大小

  D. 行尿路 CT 成像（CTU）检查，以明确结石的位置，大小和肾功能状况

  E. 行泌尿系 MRI 检查，以明确结石的位置和大小

  F. 行磁共振尿路水成像（MRU）检查，以明确结石的位置，大小和肾功能状况

  G. 仅依据目前泌尿系 B 超检查结果进行治疗，不必再进行其他检查

81. 患者入院后应检查的项目有（提示：当时急诊给予肌注 654－2 10mg 和杜冷丁 50mg，20 分钟后，患者疼痛症状缓解并回家休息。次日左肾绞痛再次发作，疼痛症状较前严重，伴发热，体温 38.5℃。再次来院急诊。体检：左肾区叩击痛较前明显，左上腹深压痛，无肌紧张和反跳痛，肠鸣音减弱。血常规：白细胞 15.2×10^9/L，中性粒

细胞 0.85。复查泌尿系 B 超：左肾盂轻度积水，输尿管上段扩张)

 A. 血细菌培养 B. 尿细菌培养

 C. 血生化检测 D. 血电解质分析

 E. 凝血全项检测 F. 腹部 X 线平片

82. 此时对该患者，应选择的处理方法是

 A. 再次肌注 654 – 2 和杜冷丁以解痉止痛，不必再行侵入性的处理

 B. 急诊 DJ 管置入

 C. 急诊行输尿管镜检查，并行碎石治疗

 D. 行左肾盂穿刺造瘘术以缓解症状和保护肾功能

 E. 静脉应用三代头孢抗生素（如头孢曲松钠）

 F. 静脉应用氨基糖苷类抗生素（如依替米星）

 G. 静脉应用喹诺酮类抗生素（如盐酸莫西沙星）

83. 对于无药物过敏史的患者，下列哪些抗生素静脉应用前需要进行皮试

 A. 阿莫西林钠和克拉维酸钾（安灭菌）

 B. 哌拉西林钠舒巴坦钠（一君）

 C. 头孢哌酮钠舒巴坦钠（舒普深）

 D. 头孢曲松钠（罗氏芬）

 E. 氨基糖苷类抗生素（如依替米星）

 F. 头孢呋肟（明可欣）

 G. 美罗培南（美平）

84. 此时应采用的合理处理方法是（提示：该患者入院后急诊行 DJ 管置入，留置导尿管，静脉注射头孢曲松钠 2g，2 次/天。次日患者疼痛症状缓解，体温恢复正常。因患者不能耐受留置导尿管，反复出现膀胱痉挛症状，要求拔除导尿管。病情稳定后，患者出院，嘱其继续口服抗生素治疗。于拔除导

尿管的第 2 天，患者再次发热，体温升高达 38℃)

 A. 将抗生素改用美罗培南（美平），继续观察

 B. 头孢曲松钠（罗氏芬）和美罗培南（美平）联合应用，继续观察

 C. 再行留置导尿管，持续开放导尿

 D. 急诊行左侧肾盂穿刺造瘘术

 E. 更换 DJ 管

 F. 急诊行经输尿管镜下碎石术

85. 在对患者进行上述处理后，其体温恢复正常，下一步的首选治疗方法是

 A. 持续留置 DJ 管和导尿管，直至分娩后再处理输尿管结石

 B. 持续留置 DJ 管和导尿管，并用中药排石治疗

 C. 1～2 个月更换 DJ 管一次，直至分娩后再处理输尿管结石

 D. 感染控制 2～3 周后，拔除 DJ 管和导尿管，改行左侧肾盂穿刺造瘘术，直至分娩

 E. 感染控制 2～3 周后，拔除 DJ 管和导尿管，临床观察随访

 F. 感染控制 2～3 周后，在局部麻醉下行经输尿管镜碎石术

(86～89 共用题干)

 患者，男性，81 岁，因高血压心脏病住院治疗。行腹部 B 超检查，发现左肾下极实质内有一 1.0cm 大小低回声实性占位病变，考虑肾肿瘤可能性大。故请泌尿外科会诊。

86. 该患者需要做的检查是（提示：患者因慢性肾功能不全，无法使用造影剂，因此仅行 CT 平扫，提示左肾下极有小肿物，无法判断肿物性质)

 A. 尿脱落细胞学检查

 B. 尿脱落细胞荧光原位杂交（FISH）

检查

  C. 静脉肾盂造影

  D. 左侧逆行肾盂造影

  E. 腹部 CT 平扫 + 增强

  F. 腹部 MRI

  G. 肾脏核素扫描

87. 对该患者的进一步处理措施是（提示：患者因装有心脏起搏器，无法行 MRI 检查。患者及家属选择对肾脏占位性病变积极监测，每 3 个月复查肾脏超声。前 2 次复查时，超声提示左肾占位性病变无明显变化，遂将监测间隔时间延长至 6 个月。在第 5 次复查时，发现左肾占位性病变增大至 1.4cm）

  A. 肾脏核素扫描

  B. 腹部 MRI 检查

  C. 超声引导下肾脏肿物穿刺活检术

  D. 密切随诊，积极监测肾脏肿物

  E. PET - CT 检查

  F. 左侧逆行肾盂造影

88. 此时对该患者的进一步处置意见是

  A. 继续密切随诊，积极监测肾脏肿物

  B. 超声引导下肾脏肿物穿刺活检术

  C. 开放左肾部分切除术

  D. 腹腔镜下左肾部分切除术

  E. 开放左肾根治性切除术

  F. 腹腔镜下左肾根治性切除术

89. 患者及家属选择行超声引导下左肾肿物穿刺活检术，病理检查结果：（左肾）透明细胞癌，Fuhrman 分级 Ⅰ 级。治疗建议为

  A. 继续密切随诊，积极监测肾脏肿物

  B. 超声引导下经皮左肾肿物射频消融术

  C. 开放左肾部分切除术

  D. 腹腔镜下左肾部分切除术

  E. 开放左肾根治性切除术

  F. 腹腔镜下左肾根治性切除术

  G. 超声引导下经皮左肾肿物冷冻消融术

  H. 靶向药物治疗

（90 ~ 95 共用题干）

患者，男性，38 岁。因反复左侧腰痛 11 年就诊。查体：双肾区叩痛（ - ），双侧输尿管走行区域无压痛，膀胱区叩诊呈鼓音。肾脏 B 超检查：左肾盂多发不规则强回声，范围 3cm × 5cm，伴有声影。

90. 该患者需要进一步做的检查包括

  A. 尿细菌培养

  B. 血尿酸检测

  C. 甲状旁腺功能测定

  D. 静脉肾盂造影

  E. 膀胱镜检查

  F. 尿细胞学分析

  G. 泌尿系 CT 及三维重建

91. 患者腹部泌尿系平片（KUB）检查提示左肾区隐约可见浅淡的阴影，边缘比较规则。该患者可能的肾盂结石是

  A. 磷酸镁铵　　　　B. 草酸钙

  C. 一水草酸钙　　　D. 胱氨酸

  E. 尿酸　　　　　　F. 磷酸钙

92. 患者经影像学检查，明确诊断为左肾盂不完全铸型结石，无明显的肾盂积水。该患者下一步的治疗方案应首选

  A. 经皮肾镜碎石、取石术

  B. 体外冲击波碎石术

  C. 经肾窦切开取石术

  D. 右肾实质切开取石术

  E. 左肾切除术

  F. 肾盂切开取石术

93. 如该患者选择体外冲击波碎石治疗，影响其效果的因素，哪一项是错误的

  A. 结石的大小

  B. 结石的位置

C. 结石的成分

D. 解剖异常

E. 治疗效果与操作医生的经验无关

F. 碎石效率与碎石机的效率有关

94. 以下哪种情况是经皮肾镜手术的禁忌证

    A. 肾内型肾盂合并肾结石

    B. 肾积脓

    C. 肾结石合并急性上尿路感染

    D. 孤立肾

    E. 极度肥胖

    F. 出血性疾病

    G. 马蹄肾合并肾结石

95. 手术中所见结石为淡黄色，表面光滑，不容易被粉碎。追问病史，患者诉半年来多次出现右大踇趾内侧肿痛，予对症治疗后可缓解。若该患者的结石治疗成功，为预防结石复发，应采取的措施包括

    A. 口服丙磺舒

    B. 适当限制钠盐的摄入

    C. 口服碳酸氢钠

    D. 口服螺内酯（安体舒通）

    E. 口服别嘌醇

    F. 口服10%的枸橼酸钾溶液

    G. 口服广谱抗生素以预防感染

（96～100 共用题干）

    患者，男性，19 岁。右侧阴囊肿大 1 年，肿块大小无变化，无明显疼痛。查体：右侧阴囊肿大，精索正常，可触及囊性感肿块，挤压时无变化，睾丸触及不清，透光试验为阳性。

96. 患者最可能诊断为

    A. 右侧斜疝

    B. 右睾丸鞘膜积液

    C. 右睾丸肿瘤

    D. 右交通性鞘膜积液

    E. 右精索静脉曲张

    F. 急性右睾丸炎

97. 关于睾丸鞘膜积液，以下叙述正确的是

    A. 婴幼儿睾丸鞘膜积液可自愈

    B. 精索静脉曲张可继发睾丸鞘膜积液

    C. 阴囊内容物手术后可继发睾丸鞘膜积液

    D. 附睾炎症可继发睾丸鞘膜积液

    E. 透光试验阴性可除外睾丸鞘膜积液

    F. 鞘膜积液的病因有原发性和继发性两种

98. 患者首选的治疗为

    A. 热敷   B. 理疗

    C. 穿弹力内裤   D. 手术治疗

    E. 阴囊托起   F. 药物治疗

99. 如果选择手术治疗，术后并发症包括

    A. 阴囊血肿   B. 睾丸扭转

    C. 睾丸萎缩   D. 精索静脉曲张

    E. 术后复发   F. 切口感染

100. 如果该患者为 8 个月的婴儿，其首选的治疗应为

    A. 热敷   B. 穿弹力内裤

    C. 穿刺抽吸治疗   D. 等待观察

    E. 阴囊托起   F. 手术治疗

全真模拟试卷（四）

一、单选题：每道试题由 1 个题干和 5 个备选答案组成，题干在前，选项在后。选项 A、B、C、D、E 中只有 1 个为正确答案，其余均为干扰选项。

1. 良性前列腺增生失代偿期的主要表现是
   A. 排尿困难
   B. 肾功能不全
   C. 血尿
   D. 慢性尿潴留
   E. 夜尿增多

2. 尿道狭窄的主要临床表现不包括
   A. 排尿困难
   B. 尿线变细
   C. 血尿
   D. 夜尿
   E. 尿痛

3. 通常情况下，海绵体内注射血管活性药物，反应最好的是
   A. 神经性 ED
   B. 轻度血管性 ED
   C. 重度血管性 ED
   D. 继发于阴茎异常勃起的 ED
   E. 放疗后的 ED

4. 血尿患者如发现有条状的血块，提示血尿来源于
   A. 输尿管及其以上部位
   B. 尿道及其以上部位
   C. 膀胱颈及其以上部位
   D. 尿道前列腺部
   E. 精囊

5. 被称为肾癌"三联征"的是
   A. 血尿、肿块和疼痛
   B. 血尿、发热和疼痛
   C. 血尿、肿块和发热
   D. 肿块、发热和疼痛
   E. 肿块、血尿和发热

6. 下列哪项不属于尿路结石引起的病理生理改变
   A. 梗阻
   B. 感染
   C. 对侧肾积水
   D. 恶性变
   E. 直接损伤

7. 终末血尿提示病变部位多在
   A. 后尿道、膀胱颈部及膀胱三角区
   B. 输尿管上段
   C. 肾脏
   D. 膀胱
   E. 输尿管下段

8. 患者，男性，19 岁，会阴部挤压伤 4 小时。4 小时前骑自行车与人对撞，会阴骑跨在车杠上，疼痛，尿道口滴血，不能排尿，会阴部血肿如乒乓球大，血压、脉搏正常。尿道造影为完全性尿道球部断裂，此时入院的最佳处理是
   A. 尿道会师复位术加血肿引流
   B. 耻骨上膀胱穿刺造瘘
   C. 经会阴尿道断端吻合术
   D. 试行留置导尿管，持续引流
   E. 补充血容量

9. 女性尿路感染最常见的途径是
   A. 淋巴感染
   B. 直接感染
   C. 逆行感染
   D. 下行感染
   E. 血行感染

10. 对肾功能影响最大的结石是
    A. 肾盂结石
    B. 膀胱结石
    C. 肾盏结石
    D. 尿道结石
    E. 输尿管结石

11. 患者，男性，32 岁，有外伤史。请根

据所示图像，选择最可能的诊断

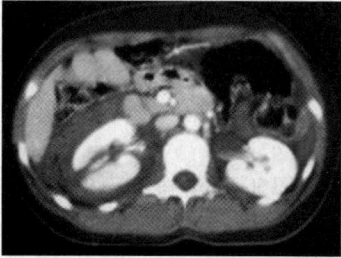

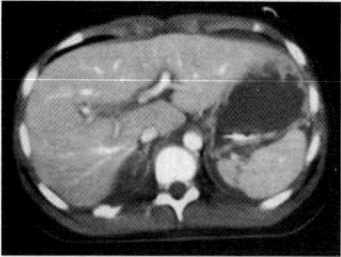

A. 右肾挫伤

B. 右肾裂伤

C. 右侧肾上腺外伤性出血

D. 右肾挫伤合并右侧肾上腺外伤性出血

E. 右肾裂伤合并右侧肾上腺外伤性出血

12. 患者，女性，54 岁，腹胀、肉眼血尿 2 天，有糖尿病史。请根据所示图像，选择最可能的诊断

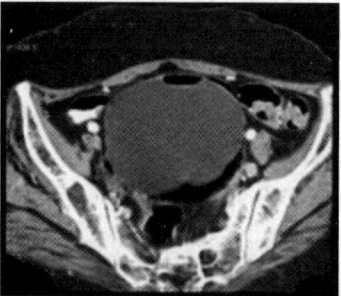

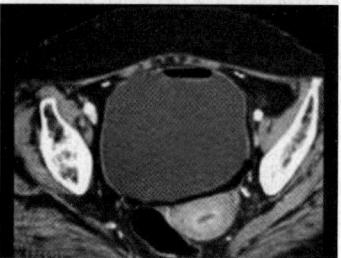

A. 未见异常

B. 膀胱炎

C. 气肿性膀胱炎

D. 膀胱癌

E. 膀胱息肉

13. 急性膀胱炎期间不应
    A. 热水坐浴　　　B. 膀胱镜检查
    C. 多饮水　　　　D. 卧床休息
    E. 使用抗菌药物

14. 下列哪一项不是肾周围炎的常见症状和体征
    A. 高热、寒战　　B. 肉眼血尿
    C. 脓尿　　　　　D. 脊柱侧弯
    E. 肾区疼痛

15. 泌尿系肿瘤引起的血尿的特点是
    A. 膀胱刺激症状存在一段时间后才出现血尿，以终末血尿多见
    B. 常为全程无痛性肉眼血尿
    C. 常伴有肾绞痛症状
    D. 排尿时尿线突然中断，尿道内剧烈疼痛
    E. 主要在急性阶段出现，常同时伴有膀胱刺激症状

16. 患者，女性，21 岁，请根据所示图像，选择最可能诊断

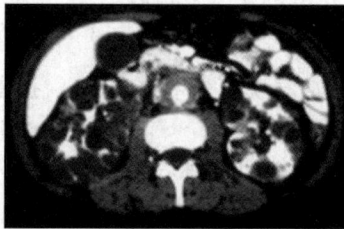

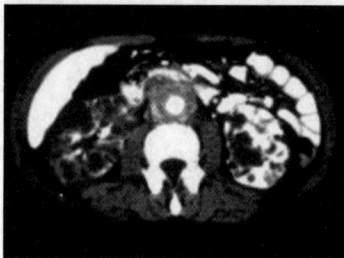

A. 多囊肾

B. 双肾多发性囊肿

C. 双肾多房性囊性肾瘤

D. 多囊肾并腹膜后纤维化

E. 双肾囊性肾癌并腹膜后淋巴结转移

17. 男性，57 岁，半年前出现全程无痛性肉眼血尿 3 次，未经诊治而自行消失。一周来肉眼血尿重新出现，并有小血块。为明确诊断，哪项检查最适宜作为初步筛选检查

A. 尿红细胞位相检查

B. 尿三杯试验

C. 尿常规检查

D. 尿脱落细胞检查

E. 尿找结核菌

18. 异位睾丸最常见的位置是

A. 会阴部

B. 骨盆中

C. 股部（在股三角）

D. 腹股沟管表面（在腹外斜肌的表面）

E. 阴茎部

19. 前列腺增生患者最早出现的症状是

A. 排尿困难　　B. 尿潴留

C. 尿频　　D. 无痛性血尿

E. 腹股沟疝

20. 经皮肾镜取石最常见的并发症是

A. 尿外渗　　B. 出血

C. 尿路感染　　D. 腹腔积液

E. 残余结石

21. 泌尿系结石最有效的预防方法是

A. 控制感染　　B. 调整饮食

C. 调节尿 pH　　D. 大量饮水

E. 中医中药

22. 关于阴茎癌，下列表述错误的是

A. 绝大多数患者包茎或包皮过长

B. 慢性炎症是阴茎癌发病的重要诱因

C. 病理报告以鳞癌多见

D. 成年人行包皮环切术可以预防阴茎

癌的发生

E. 阴茎癌的发生可能与人乳头瘤病毒（HPV）感染有关

23. 良性前列腺增生（BPH）患者药物治疗的长期目标是缓解疾病的临床进展，预防并发症的发生。其中，可以减少急性尿潴留或 BPH 患者接受手术治疗风险的药物是

A. α_1 受体拮抗剂

B. 5α 还原酶抑制剂

C. M 受体拮抗剂

D. 植物制剂

E. 中药

24. 用酸化尿液的方法可预防尿路结石的复发，其酸化的结石是

A. 一水草酸钙结石

B. 二水草酸钙结石

C. 尿酸结石

D. 胱氨酸结石

E. 磷酸镁铵结石

二、多选题：每道试题由 1 个题干和 5 个备选答案组成，题干在前，选项在后。选项 A、B、C、D、E 中至少有 2 个正确答案。

25. 怀疑有膀胱破裂可行导尿试验以明确诊断。关于导尿试验，叙述正确的有

A. 膀胱损伤时导尿管不易插入膀胱

B. 膀胱损伤时导尿管较易插入膀胱

C. 观察有无引流出血尿

D. 观察液体进出量的差异

E. 该方法简单易行，准确性高

26. 双侧隐睾会导致

A. 双侧睾丸萎缩

B. 丧失生育能力

C. 恶变为睾丸肿瘤

D. 睾丸萎缩经松解固定后可能会恢复正常生育能力

E. 智力发育障碍

27. 嗜铬细胞瘤分泌的儿茶酚胺主要包括
    A. 多巴胺　　　　B. 肾上腺素
    C. 鸦片肽　　　　D. 去甲肾上腺素
    E. 血管活性肠肽

28. 属于输精管道的有
    A. 附睾　　　　　B. 睾丸
    C. 射精管　　　　D. 输精管
    E. 男性尿道

29. 肾下垂常见的原因有
    A. 重体力劳动
    B. 女性、消瘦、营养不良
    C. 腹部肿块
    D. 腹壁松弛
    E. 从事久站久坐职业

30. 以下关于输尿管口膨出的叙述，正确的是
    A. 输尿管口膨出切开术后不会发生膀胱输尿管反流
    B. 膨出的肿块位于尿道附近或后尿道，可出现排尿困难
    C. 声像图上表现为在膀胱三角区出现圆形无回声肿物
    D. 超声检查可做出明确诊断
    E. 肿物反复脱入尿道，使尿道括约肌松弛，可出现尿失禁

31. 下列哪些疾病在其发展过程中会造成尿路梗阻
    A. 盆腔肿瘤
    B. 精索静脉曲张
    C. 前列腺疾病
    D. 附睾囊肿
    E. 泌尿系结核

32. 下列哪些不适合行膀胱镜检查
    A. 急性膀胱炎
    B. 膀胱结核严重尿频

C. 膀胱容量不足 50ml
D. 尿道狭窄
E. 前列腺肥大

33. 临床病原体检测时，有关标本采集，不正确的有
    A. 标本采集不当是检查发生假阳性、假阴性结果的最主要原因
    B. 为检出厌氧菌，尿液标本宜取中段尿
    C. 尿液标本可在冰箱内放置 48h
    D. 尿液标本一般取中段尿
    E. 使用抗生素 12h，可以不考虑抗生素对微生物的影响

34. 尿道球部损伤，血及尿可外渗到
    A. 会阴部　　　　B. 阴茎
    C. 阴囊　　　　　D. 下腹部
    E. 两侧股部

35. 肾下垂的正确描述是
    A. 多发于瘦高体型的女性
    B. 可引起肾绞痛
    C. 尿路造影有助于诊断
    D. 一般需手术治疗
    E. 可引起高血压

36. 以下哪些药物或术式属于去势治疗
    A. 双侧睾丸切除术
    B. 醋酸甲地孕酮
    C. 曲普瑞林
    D. 己烯雌酚
    E. 比卡鲁胺

37. 拟诊睾丸扭转，可做哪几项检查以确诊
    A. 阴囊彩色多普勒超声
    B. 阴囊 CT
    C. 阴囊 MRI
    D. 睾丸核素显像
    E. 手术探查

38. 阴茎畸形的危害包括
    A. 阻碍发育　　　B. 影响排尿
    C. 影响性功能　　D. 影响生育功能
    E. 遗传概率高

39. 根据国际生殖细胞癌协作组（IGCCCG）制定的睾丸肿瘤预后分期系统，提示非精原细胞瘤患者预后不良的因素包括
    A. 肺外器官转移
    B. 纵隔原发肿瘤
    C. 甲胎蛋白（AFP）>5000μg/L
    D. 乳酸脱氢酶（LDH）高于正常值上限 1.5~10 倍
    E. 人绒毛膜促性腺激素（hCG）>50000IU/L

40. 关于精索静脉曲张，下列描述正确的是
    A. 多见于青少年
    B. 可导致青少年睾丸体积减小
    C. 可导致成人精液异常
    D. 症状严重程度与治疗后精液质量的改善无相关性
    E. 查体可确诊

41. 患者，女性，38 岁。因"子宫癌根治术后 2 个月余，发现左肾积水 2 日"就诊。2 个多月前患者曾行子宫癌根治术，2 日前行腹部彩色多普勒超声检查，提示左肾重度积水。目前考虑有输尿管损伤可能，患者需进行下列哪些检查，可进一步明确诊断
    A. 腹部 CT 平扫
    B. 静脉尿路造影
    C. 逆行肾盂造影
    D. 利尿肾图
    E. PET – CT 检查

42. 患者，男性，50 岁，右肾盂结石直径 1.5cm。在不伴有肾积水的情况下，理

应选择的治疗方法是
    A. 肾盂切开取石术
    B. 肾实质切开取石术
    C. 体外振波碎石术
    D. 经皮肾镜碎石取石术
    E. 经输尿管软镜碎石术

43. 以下关于隐睾的超声检查方法，恰当的是
    A. 侧卧位
    B. 仰卧位
    C. 适度充盈的膀胱
    D. 两侧腹股沟处、阴茎根部及盆腔行纵、横扫查
    E. 左侧卧位下肢屈曲位

三、共用题干单选题：以叙述一个以单一患者或家庭为中心的临床情景，提出 2~6 个相互独立的问题，问题可随病情的发展逐步增加部分新信息，每个问题只有 1 个正确答案，以考查临床综合能力。答题过程是不可逆的，即进入下一问后不能再返回修改所有前面的答案。

（44~46 共用题干）

患者，女性，35 岁，因"尿频、尿急 1 年"来诊。排尿频率 1 次/2 时，有时在到达厕所之前会有少量的尿液漏出。无排尿困难，无尿不尽感，咳嗽、喷嚏、大笑时无漏尿。无血尿和尿痛等症状。既往体健，否认神经系统病史和青光眼病史。月经规律，G_1P_1，顺产。查体：无阳性体征。尿常规阴性。泌尿系统 B 超：未见异常，残余尿 10ml。

44. 该患者下尿路功能障碍主要是
    A. 储尿障碍　　　B. 排尿障碍
    C. 排尿后障碍　　D. 逼尿肌障碍
    E. 尿道障碍

45. 该患者 OAB 的类型最可能是

A. 继发性 OAB　　B. 伴发性 OAB

C. 特发性 OAB　　D. 感觉性 OAB

E. 运动性 OAB

46. 该患者治疗首选

　　A. 行为治疗　　B. 药物治疗

　　C. 神经调节　　D. 肉毒素治疗

　　E. 手术治疗

(47～50 共用题干)

　　患者，男性，32 岁，因"婚后 2 年不育"来诊。查体：左侧睾丸容积约 14ml，右侧 15ml。2 次精液检测（离心后沉渣镜检）：无精子。精浆果糖检测（＋）。

47. 最有意义的检查是

　　A. 血清黄体生成素（LH）

　　B. 血清卵泡刺激素（FSH）

　　C. 血清泌乳素（PRL）

　　D. 血清总睾酮和游离睾酮

　　E. 精浆 α - 葡萄糖苷酶

48. 最有诊断价值的检查是

　　A. 垂体 MRI

　　B. 血清性激素检测

　　C. 睾丸活检

　　D. 输精管造影

　　E. 染色体检测

49. 患者无精子症最可能的原因或诊断是

　　A. Kallmann 综合征

　　B. 克氏综合征

　　C. 梗阻性无精子症

　　D. 唯支持细胞综合征

　　E. Noonan 综合征

50. 睾丸活检的主要目的是排除

　　A. Kallmann 综合征

　　B. 克氏综合征

　　C. 睾丸生精阻滞

　　D. 唯支持细胞综合征

　　E. Noonan 综合征

(51～52 共用题干)

　　男性，69 岁，进行性排尿困难 3 年。直肠指检：前列腺右叶质硬。血清 PSA 75ng/ml。经直肠超声检查：前列腺内低回声灶，累及右侧精囊。临床诊断前列腺癌。

51. 根据患者情况，治疗宜采取

　　A. 局部放疗

　　B. 根治性前列腺切除术

　　C. 根治性前列切除 + 放疗

　　D. 双侧睾丸切除 + 化疗

　　E. 根治性前列腺切除 + 化疗

52. 确诊前列腺癌最可靠的方法是

　　A. 直肠指检

　　B. 超声或 CT 检查

　　C. 前列腺特异性抗原测定

　　D. 血清酸性磷酸酶测定

　　E. 活体组织病理学检查

(53～55 共用题干)

　　男性，34 岁，墙倒砸伤下腹部。查体：血压 110/75mmHg，心率 78 次/分，下腹轻压痛，导尿有少量血性尿液。4 小时后尿量仅 120ml，淡红色。患者下腹痛加重，延及全腹，移动性浊音阳性。

53. 该患者较为可能的诊断为

　　A. 尿道球部损伤

　　B. 尿道膜部损伤

　　C. 膀胱损伤

　　D. 输尿管损伤

　　E. 前列腺损伤

54. 为明确诊断，下列哪一项为简单、有效的检查方法

　　A. 腹部平片

　　B. 利尿试验

　　C. 膀胱镜检查

　　D. 静脉肾盂造影

　　E. 膀胱注水试验

55. 对于该患者，首选的治疗方法为

A. 紧急手术探查

B. 耻骨上膀胱造瘘术

C. 药物控制出血和感染

D. 留置导尿，抗感染治疗

E. 待全面泌尿系检查后，行手术治疗

（56～58 共用题干）

男性，27 岁，因阵发性血压升高入院。血压最高达 210/120mmHg。B 超示：右侧腹膜后 8cm × 6cm × 5cm 包块。尿 VMA 明显升高。诊断考虑为右侧肾上腺嗜铬细胞瘤。

56. 该患者术前应使用哪种药物进行术前准备

    A. 酚苄明   B. 阿托品

    C. 螺内酯   D. 米托坦

    E. 心得安（普萘洛尔）

57. 嗜铬细胞瘤术前准备的关键目的是

    A. 补充皮质激素，防止肾上腺危象

    B. 扩充有效循环血量

    C. 维持酸碱平衡

    D. 补充热量，改善营养状况

    E. 改善重要脏器功能

58. 该患者行右侧肾上腺肿瘤切除后，可适当补充哪种激素

    A. 糖皮质激素

    B. 盐皮质激素

    C. 促肾上腺皮质激素

    D. 儿茶酚胺

    E. 促红细胞生成素

（59～61 共用题干）

患者，男性，67 岁，因"发现右肾占位性病变 1 个月"来诊。既往淋巴瘤病史 2 年。

59. 此患者肾 CT 影像学特征最可能为

    A. 肿物内坏死、出血、纤维化使肿物密度不均

    B. 肿物为不规则形、分叶或类圆形，

密度不均

C. 等密度肿物，注射造影剂后仅有中等程度的增强

D. 密度不均匀肿物，不规则明显增强

E. 肾实质肿物，突出于肾轮廓，边界清楚

60. 肾转移性肿瘤远远超过原发性肾癌，其中最常见的转移是

    A. 恶性黑色素瘤

    B. 血液系统恶性肿瘤

    C. 乳腺癌

    D. 肺癌

    E. 胃肠道的恶性肿瘤

61. 应采取的治疗措施包括

    A. 以放疗为主

    B. 动脉化疗

    C. 以化疗为主

    D. 靶向药物治疗

    E. 放疗 + 化疗

（62～63 共用题干）

女性，25 岁，发现后背部肿物 2 年。近 1 周来肿物明显增大，伴疼痛。查后背部直径 3cm 大小肿物，表面红肿，有压痛，波动感阳性，与表皮有粘连。

62. 考虑诊断为

    A. 皮肤疖肿

    B. 交界痣恶变

    C. 皮脂腺囊肿继发感染

    D. 脂肪瘤

    E. 皮肤癌

63. 下一步处理为

    A. 扩大切除肿物

    B. 口服消炎药物

    C. 切开引流

    D. 放射治疗

    E. 抗感染后手术切除

四、案例分析题：每道案例分析题至少
3 ~ 12 问。每问的备选答案至少 6 个，
最多 12 个，正确答案及错误答案的个
数不定。考生每选对一个正确答案给
1 个得分点，选错一个扣 1 个得分点，
直至扣至本问得分为 0，即不含得负
分。案例分析题的答题过程是不可逆
的，即进入下一问后不能再返回修改
所有前面的答案。

（64 ~ 71 共用题干）

患者，男性，56 岁，阵发性左腰痛 3
天，伴发热、尿量减少。既往有双肾结石
病史。体检：T 38℃，P 90 次/分，R 22
次/分，BP 130/60mmHg。左肾区叩击痛阳
性。颜面、四肢均无浮肿。24 小时
尿 300ml。

64. 应立即做哪些检查
    A. 尿常规   B. 尿培养
    C. 血常规   D. 血电解质
    E. 血 Cr、BUN   F. 泌尿系 B 超
    G. 静脉尿路造影 H. 利尿肾图

65. 哪些诊断可以成立〔提示：尿常规提
示尿白细胞（++），红细胞（+），亚
硝酸盐阳性。血常规提示白细胞 $22 \times 10^9/L$，中性 90%，血 K^+ 5.65mmol/L，
Na^+ 135mmol/L，Cl^- 96mmol/L，Ca^{2+}
2.0mmol/L，HCO_3^- 15mmol/L。血 Cr
560μmol/L。B 超提示左肾盂肾盏和左
输尿管上段扩张，右肾大小为 7cm × 5cm×3cm，右肾多发性结石，右输尿
管无扩张〕
    A. 尿路感染   B. 左输尿管结石
    C. 右输尿管结石 D. 左肾结石
    E. 右肾结石   F. 肾功能不全
    G. 左输尿管癌   H. 高钾血症
    I. 酸中毒   J. 右肾萎缩

66. 可以先尝试哪些治疗措施

    A. 左侧逆行输尿管插管
    B. 静脉使用抗生素
    C. 左侧经皮肾穿刺造瘘
    D. 血液透析
    E. 腹膜透析
    F. 静脉使用速尿
    G. 急诊左侧输尿管镜检查＋钬激光或
        弹道碎石
    H. 左输尿管体外冲击波碎石术
    I. 右肾体外冲击波碎石术

67. 下一步哪些处理是正确的（提示：患
者在膀胱镜下向左输尿管插入了输尿
管导管，并引流出浑浊尿液）
    A. 拍腹部平片（KUB）
    B. 左侧逆行肾盂造影
    C. 经输尿管导管反复冲洗左肾盂
    D. 记录 24 小时尿量
    E. 监测血电解质
    F. 监测血 Cr
    G. 监测血酸碱平衡
    H. 抗感染

68. 下一步哪些处理是错误的（提示：经
输尿管导管引流和对症处理 5 天后，
患者体温降至 37.2℃，血常规、电解
质恢复正常，血 Cr 降至 140μmol/L。
24 小时尿量 1600ml。KUB 提示左输尿
管下段有一 0.8cm×0.6cm 大小致密
影，右肾区有三个黄豆大小致密影）
    A. 左输尿管下段体外冲击波碎石术
    B. 左输尿管下段切开取石术
    C. 左侧输尿管镜检查＋钬激光碎石术
    D. 拔除输尿管导管
    E. 右肾体外冲击波碎石术
    F. 左输尿管镜取石术

69. 哪一种治疗方案最好（提示：在进行
左侧输尿管镜检查过程中，见左输尿
管下段有一 0.8cm×0.6cm 大小的结

石，黑褐色，拟行钬激光碎石时结石被水冲入肾盂，未能成功行钬激光碎石）

A. 改开放手术取出结石

B. 改经皮肾镜碎石取石术

C. 留置左输尿管内支架后行左肾体外冲击波碎石术

D. 利尿排石药物治疗

E. 不用治疗，让结石自然排出即可

F. 多喝水，让碎石通过尿液排出

70. 哪些处理是正确的（提示：行左肾体外冲击波碎石术后 1 周，复查 KUB，提示左肾区仍有数枚芝麻大小碎石屑）

A. 再次行左肾体外冲击波碎石术

B. 左侧经皮肾镜碎石取石术

C. 拔除输尿管内支架

D. 继续留置输尿管内支架

E. 利尿、排石药物治疗

F. 左输尿管下段切开取石术

71. 3 周后复查静脉尿路造影，对于右肾结石，哪个治疗方法最好（提示：左侧尿路无残余结石，右肾右输尿管不显影）

A. 右肾体外冲击波碎石术

B. 右侧经皮肾镜碎石取石术

C. 定期复查

D. 右肾盂切开取石术

E. 右肾切除术

F. 保守治疗

（72～79 共用题干）

患者，女性，65 岁，无痛性全程肉眼血尿 3 天。无尿频、尿急和尿痛，无排尿费力，无腰痛，无发热。

72. 首先要考虑哪一个诊断

A. 膀胱癌　　　　B. 肾盂癌

C. 输尿管癌　　　D. 肾癌

E. 尿路感染　　　F. 膀胱结石

G. 肾结石　　　　H. 输尿管结石

I. 泌尿系结核

73. 对本例患者而言，哪一个检查的诊断意义最大（提示：IVU 示双肾功能良好；左肾轻微积液，左输尿管上段距肾盂 1cm 处见一充盈缺损，大小约 0.5cm×0.3cm，光滑；右肾、右输尿管和膀胱形态未见异常）

A. 左侧逆行肾盂造影

B. 泌尿系 B 超

C. CT

D. MRI

E. 动脉造影

F. 尿常规

74. 初步诊断是（提示：CT 提示左输尿管上段距肾盂 1cm 处有一实质性占位病变，大小约 0.5cm×0.3cm，CT 值 46Hu，输尿管周围未见浸润，腹膜后未见淋巴结肿大）

A. 左输尿管息肉

B. 左输尿管尿酸结石

C. 左输尿管血块

D. 左输尿管癌

E. 左输尿管嗜酸性肉芽肿

F. 左输尿管囊肿

75. 为了明确诊断，可以考虑哪些检查（提示：尿细胞学检查未发现癌细胞）

A. 左侧输尿管导管引流尿找癌细胞

B. 左侧输尿管逆行造影

C. 左侧输尿管镜检查＋活检

D. 左侧经皮肾镜检查＋活检

E. MRI 泌尿系造影（水成像）

F. 左侧输尿管增强 CT＋三维重建（CTU）

76. 应选择哪一种治疗方案（提示：左侧输尿管导管引流尿找到癌细胞，G_2 级）

A. 观察等待

B. 放疗

C. 化疗

D. 放疗联合化疗

E. 中药

F. 根治性左肾输尿管全切除术

G. 左侧输尿管镜肿瘤电切术

H. 左侧输尿管镜钬激光肿瘤切除术

77. 对本例而言,哪些不是术前必须的 (提示:本例拟行根治性左肾输尿管全切除术)

A. 放疗　　　　　B. 化疗

C. 内分泌治疗　　D. 同位素骨扫描

E. 膀胱镜检查　　F. 术前常规检查

78. 手术的切除范围是

A. 左肾 + 左输尿管全长 + 左输尿管口周围1cm全层膀胱壁

B. 左肾 + 左肾周脂肪囊 + 左输尿管全长 + 左输尿管口周围1cm全层膀胱壁

C. 左肾 + 左肾周脂肪囊 + 左输尿管全长 + 左输尿管口周围1cm的膀胱黏膜

D. 左肾 + 左肾周脂肪囊 + 左肾周筋膜 + 左输尿管全长 + 左输尿管口周围1cm全层膀胱壁

E. 左肾 + 左肾周脂肪囊 + 左肾周筋膜 + 左输尿管全长 + 左输尿管口周围1cm的膀胱黏膜

F. 左肾 + 左输尿管全长 + 左输尿管口周围1cm的膀胱黏膜

79. 本例左输尿管癌的分期是 (提示:本例接受了根治性左肾输尿管全切除术,术后病理报告为移行细胞癌Ⅱ级,输尿管肌层可见癌细胞。腹膜后淋巴结阴性)

A. $TisN_0M_0$　　　B. TaN_0M_0

C. $T_1N_0M_0$　　　D. $T_2N_0M_0$

E. $T_3N_0M_0$　　　F. $T_4N_0M_0$

G. $T_1N_1M_0$　　　H. $T_2N_1M_0$

(80 ~ 83 共用题干)

患者,男性,32岁,因"间歇性疲乏无力、恶心呕吐1年余"就诊。查体:消瘦,全身皮肤弥漫性色素沉着,余无阳性体征。血常规:血红蛋白78g/L。尿常规:白细胞(+++)。血生化:肌酐908μmol/L。CT检查图像见下图。

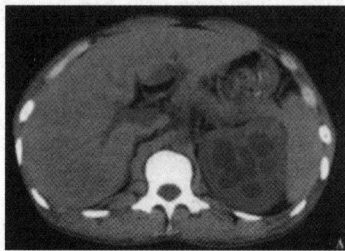

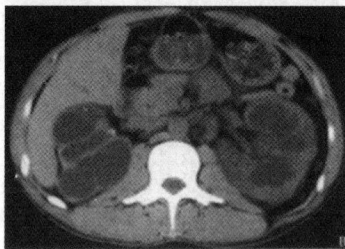

80. 目前应给予患者最主要的处理是

A. 血液透析

B. 抗炎

C. 内镜下左侧逆行留置输尿管支架管

D. 超声引导下左肾穿刺造瘘术

E. 开放手术探查双侧肾脏

F. 扩容利尿

81. 该患者目前的诊断是 (提示:患者内镜下发现膀胱容量小,左侧输尿管留置支架管不成功,左肾造瘘后引流出大量脓性尿液,每日尿量4000 ~ 5000ml,3天后血肌酐降至259μmol/L。尿培养提示大肠埃希菌。尿沉渣抗酸染色3次,2次为阳性)

A. 脓肾

B. 肾多发囊肿

C. 双肾结核

D. 左肾结核，右肾积水

E. 多囊肾

F. 右肾结核，左肾积水

82. 下一步应给予患者的处理包括

    A. 选择敏感抗生素控制感染

    B. 规律抗结核药物治疗

    C. 规律给予利尿药物

    D. 密切观察肾功能的变化

    E. 膀胱造瘘

    F. 双肾切除

83. 根据患者目前的情况，下一步应给予的较为恰当的处理包括（提示：患者经 2 个月的抗结核治疗，血肌酐 297μmol/L，血红蛋白 98g/L，肾图显示右肾无功能，左肾功能受损。经造瘘管注入造影剂顺行造影显示左侧输尿管下段狭窄。膀胱容量 70ml）

    A. 右肾输尿管全长切除术

    B. 抗结核治疗

    C. 乙状结肠膀胱扩大术

    D. 左侧输尿管狭窄段切除及输尿管膀胱再吻合术

    E. 可考虑行左侧输尿管皮肤造口

    F. 双肾切除，血液透析

（84～87 共用题干）

    患者，女性，69 岁，因"右侧腰背皮肤疼痛、低热 15 天，发现腰部肿块 3 天"就诊。患者有糖尿病史 26 年，且因脑血栓致半身不遂长期卧床 10 年。查体：患者身体向左侧弯时腰痛明显，右侧腰部可触及直径约 4cm 肿块，局部波动感明显，穿刺抽出脓性液体。血常规：白细胞 14.0×10^9/L。尿常规：白细胞（＋＋）。超声检查：病灶直径约 8cm，其内有多个分隔，病灶穿透肌层与后腹腔相通；患侧肾影增大，边界不清，混杂中低回声。

84. 目前应给予患者的处理包括

    A. 给予抗生素控制感染

    B. 局部切开引流

    C. 积极控制血糖

    D. 穿刺脓液培养

    E. 膀胱镜检查

    F. 胸部 X 线平片

    G. 腹部 CT 检查

85. 目前考虑患者可能的诊断是

    A. 腰大肌脓肿   B. 肾周脓肿

    C. 肾脓肿   D. 皮下脓肿

    E. 肾盂肾炎   F. 肾结核

86. 根据影像学检查结果以及目前患者的健康状况，下一步应给予患者的处理包括（提示：患者经充分抗感染、引流治疗 3 天后，症状好转，血糖控制正常。CT 检查图像如下图所示）

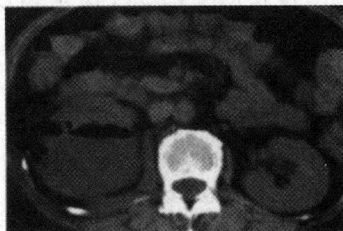

    A. 给予抗生素继续控制感染

    B. 膀胱镜下患侧输尿管逆行置支架管

    C. 引流液真菌培养＋药敏

    D. 超声引导下患侧脓肿穿刺

    E. 开放探查术

    F. 肾切除术

87. 患者病情反复的最可能原因是（提示：患者经充分引流及抗感染治疗后，病情一度好转。10 天后患者突发高热、呼吸困难、腰痛。CT 检查结果如下图所示）

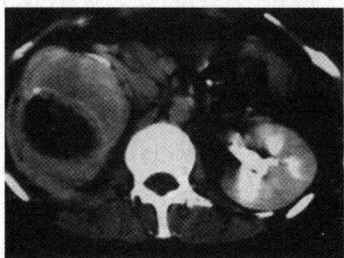

A. 肾脓肿引流不完全

B. 长期应用抗生素导致菌群失调

C. 不排除出现肺部感染

D. 长期卧床导致的其他部位的感染

E. 输尿管梗阻

F. 尿路感染

(88~91 共用题干)

患者，女性，37 岁，3 个月来间断发作阵发性心悸、头痛、出汗，伴有恶心、呕吐、腹痛及视物模糊，发作时血压190/110 mmHg。发作间期无明显不适，平时血压150/90mmHg。1 日前患者突发晕厥，送至急诊，心电图提示室颤，治疗成功后转复为窦性心律。行腹部 CT 检查提示右腹膜后肿物。

88. 下列检验结果中最可能出现的是

A. 尿高香草酸（HVA）升高

B. 尿香草扁桃酸（VMA）升高

C. 尿间变肾上腺素升高

D. 血甲状腺素（T_4）升高

E. 尿游离儿茶酚胺升高

F. 血钾降低

G. 血糖降低

89. 下列哪些疾病有可能出现该患者的临床表现

A. VHL 病（Von Hippel - Lindau disease）

B. 结节性硬化症（Tuberous sclerosis）

C. 多发性内分泌肿瘤综合征 Ⅰ 型（MEN Ⅰ）

D. 多发性内分泌肿瘤综合征 Ⅱ a 型

（MEN Ⅱa）

E. 多发性内分泌肿瘤综合征 Ⅱ b 型（MEN Ⅱb）

F. 1 型神经纤维瘤病（Neurofibromatosis type 1）

90. 若患者同时出现双肾上腺及双肾占位性病变，但其配偶健康，则其女儿也出现类似表现的概率是

A. 0.03　　　　B. 0.15

C. 0.25　　　　D. 0.50

E. 0.67　　　　F. 1.00

91. 患者手术切除肾上腺后，突然出现高热、神志淡漠及低血压，应及时采取的处理措施是

A. 补液扩容

B. 注射用美罗培南（美平）1.0g 静脉注射

C. 氢化可的松 100mg 静脉注射

D. 地塞米松 0.5mg 静脉注射

E. 多巴胺 3μg/（kg·min）泵入

F. 肾上腺素 0.5mg 静脉注射

(92~96 共用题干)

患者，女性，45 岁，因右腰部间断不适 2 年就诊。泌尿系统 B 超提示右肾及输尿管上段中度积水，左肾未见异常。肾功能未见异常。

92. 下列哪项检查对判断泌尿系统梗阻原因无帮助

A. 尿动力学检查

B. 泌尿系统增强 CT

C. 逆行尿路造影

D. 静脉肾盂造影

E. 核磁水成像检查

F. 核素利尿肾动态检查

93. 对该患者最可能的诊断是（提示：右侧静脉肾盂造影，如下图所示）

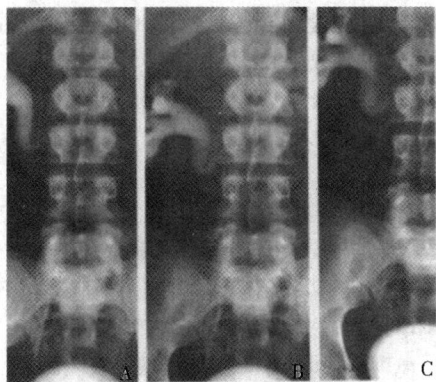

A. 输尿管肾盂连接部狭窄

B. 输尿管结石

C. 下腔静脉后输尿管

D. 肾结核

E. 腹膜后纤维化

F. 盆腔脂肪综合征

94. 对该患者合理的处理方法是（提示：患者行泌尿系统增强 CT 扫描，明确为下腔静脉后输尿管）

   A. 右肾切除术

   B. 右肾造瘘术

   C. 右肾盂输尿管连接部成形术

   D. 右侧输尿管切断，于下腔静脉前行端端吻合术

   E. 右输尿管切断，膀胱再植术

   F. 右侧回肠代输尿管术

95. 此时对该患者合理的处理方法是（提示：患者术后恢复良好，无肾积水。术后 5 年，复查泌尿系统 B 超，提示右肾积水再次加重，皮质厚 1.0cm；左肾正常。泌尿系统增强 CT 提示右侧输尿管吻合部狭窄。血肌酐及尿素氮水平轻度高于正常值）

   A. 右肾切除术

   B. 右肾输尿管全长切除术

   C. 右肾盂输尿管连接部成形术

   D. 右侧输尿管切断再吻合术

   E. 输尿管支架（DJ 管）置入术

   F. 右侧回肠代输尿管术

96. 回肠代输尿管术的禁忌证包括

   A. 术前血肌酐水平过高

   B. 逼尿肌收缩功能差

   C. 膀胱出口梗阻

   D. 炎症性肠病

   E. 放射性膀胱炎

   F. 神经源性膀胱

（97～100 共用题干）

   患者，女性，28 岁，5 年前开始出现面红、痤疮，多食，体重增加 13kg。4 年前开始出现声音变粗、多毛。婚后 3 年未育，本次因停经 8 个月就诊。查体：血压 160/110mmHg，肥胖，以躯干为主，四肢变细，下腹可见少许淡紫色条纹，四肢毳毛粗黑，阴毛浓密，阴蒂肥大。

97. 根据患者的病情，其最可能的诊断是

   A. 单纯性肥胖

   B. 库欣综合征

   C. 异位 ACTH 综合征

   D. 垂体肿瘤

   E. 多囊卵巢综合征

   F. 肾上腺皮质腺瘤

98. 以下具有重要诊断价值的检查是

   A. 泌尿系超声

   B. 泌尿系磁共振水成像（MRU）

   C. 腹部及盆腔 CT 平扫＋增强

   D. 血睾酮、雌二醇等内分泌激素检查

   E. 子宫及附件超声

   F. B 超

99. 内分泌检查结果：血浆 ACTH ＜ 1.1pmol/L。皮质醇节律消失（0 点皮质醇 496.6 nmol/L），尿游离皮质醇 1241 nmol/24h（正常值 33.93～285.55 nmol/24h），小剂量地塞米松抑制试验不被抑制。24 小时尿儿茶酚胺正常。

硫酸脱氢表雄酮 > 26μmol/L（正常值 0.62 ~ 6.90μmol/L）。患者目前最可能的诊断是

A. 肾上腺皮质腺瘤

B. 肾上腺皮质癌

C. 肾上腺嗜铬细胞瘤

D. 肾上腺囊肿

E. 原发性醛固酮增多症

F. 特发性醛固酮增多症

100. 根据患者病情，首选的合理治疗方法是

A. 化疗

B. 腹腔镜根治性左肾上腺肿瘤切除术

C. 放射治疗

D. 开放根治性左肾上腺肿瘤切除术

E. ^{131}I 核素治疗

F. 药物治疗

全真模拟试卷（五）

一、**单选题：每道试题由 1 个题干和 5 个备选答案组成，题干在前，选项在后。选项 A、B、C、D、E 中只有 1 个为正确答案，其余均为干扰选项。**

1. 患者，女性，48 岁，尿频、尿急、尿痛，伴尿后滴血 4 天，查尿常规每高倍镜视野可见许多红、白细胞。哪项检查是不正确的
   A. 尿细胞学检查
   B. 尿培养和药敏试验
   C. 泌尿系 B 超检查
   D. 膀胱镜检查
   E. IVP

2. 关于肾损伤的叙述，正确的是
   A. 开放性较闭合性多见
   B. 闭合性较开放性多见
   C. 血尿的程度与肾损伤的程度成正比
   D. 血尿的程度与肾周围血肿的程度成反比
   E. 多采取手术治疗

3. 患者，女性，45 岁，行 ESWL，分析结石成分为尿酸结石。为防止结石复发出院医嘱中不应包括以下哪项
   A. 碱化尿液
   B. 少饮牛奶
   C. 少食食盐
   D. 多吃动物蛋白少吃蔬菜
   E. 多吃蔬菜少吃动物蛋白

4. 排尿中断的症状常见于哪种疾病
   A. 膀胱癌   B. 肾结石
   C. 输尿管结石   D. 膀胱结石
   E. 阴茎癌

5. 泌尿外科疾病中哪一类疾病常不伴有血尿
   A. 泌尿系肿瘤
   B. 泌尿系统感染
   C. 原发性醛固酮增多症
   D. 泌尿系结石
   E. 泌尿系外伤

6. 骨盆骨折后膀胱破裂的最优检查是

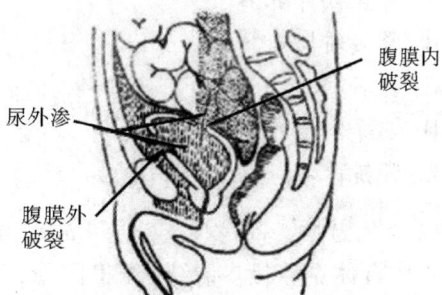

骨盆骨折后膀胱破裂

   A. 液体出入量检查
   B. 膀胱镜检查
   C. 静脉肾盂造影
   D. 血尿检查
   E. 膀胱造影

7. 睾丸下降不良在新生儿男婴中约占
   A. 50%   B. 33%
   C. 10%   D. 3%
   E. 不到 1%

8. 肾结石二次体外冲击波碎石的时间间隔最少是几天
   A. 1   B. 9
   C. 3   D. 14
   E. 5

9. 左肾巨大结石并重度积水，排泄性尿路造影左肾不显影，右肾功能正常。应行

A. 左肾窦肾盂切开取石术

B. 左输尿管套石术

C. 左肾切除术

D. 左肾实质切开取石术

E. 左肾部分切除术

10. 泌尿系结石患者最重要的辅助检查

    A. 膀胱镜检查

    B. IVP 和 KUB

    C. B 超

    D. CT 检查

    E. MRI 检查

11. 右肾结石 0.6cm 大小，光滑，右肾轻度积水，应采取哪种治疗方法

    A. 肾盂切开取石

    B. 肾实质切开取石

    C. 套石术

    D. 非手术治疗

    E. 肾镜取石

12. 患者，男性，28 岁，交通事故受伤，查体有休克症状。请结合 CT 图像，选择最可能的诊断

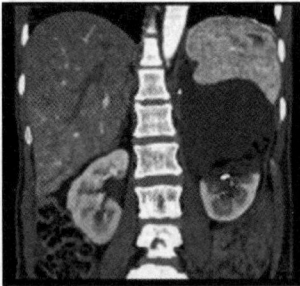

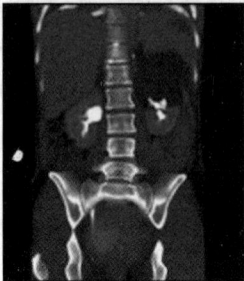

    A. 左肾挫伤

    B. 左肾裂伤并大血肿形成

C. 左肾包膜下出血

D. 脾破裂

E. 腹膜后出血

13. 患者，男性，22 岁，右侧附睾有约 0.4cm 大小硬结，输精管串珠样改变。合适的处理应选择

    A. 前列腺液细菌培养

    B. 抗结核治疗，继续观察

    C. 立即切除附睾

    D. B 超检查

    E. 无需治疗

14. 关于急性前列腺炎的治疗，哪项是错误的

    A. 热水坐浴

    B. 形成前列腺脓肿后，应切开引流

    C. 前列腺按摩，引流前列腺液

    D. 出现排尿困难，可行耻骨上膀胱穿刺造瘘术

    E. 多饮水，保持大便通畅

15. 患者，男性，23 岁，包皮上翻未及时复位造成包皮嵌顿 3 天。查体：包皮内板明显充血，水肿，并有炎性渗出。包皮口在阴茎冠状沟处形成狭窄环，龟头呈紫红色。试行包皮复位失败。下一步临床应如何处理

    A. 平卧，口服抗生素继续观察

    B. 用 1：5000 的高锰酸钾溶液泡洗

    C. 局部加压包扎

    D. 急诊行包皮环切手术

    E. 急诊行包皮背侧皮肤切开后进行复位

16. 患者，男性，37 岁。左肾绞痛 3 天，经解痉药治疗后好转。排泄性尿路造影，双肾显示好，左肾有轻度积水，左输尿管上段有结石 1.0cm × 0.8cm，非手术治疗两周，结石下移 1cm。现该患者最佳治疗应是

A. 继续非手术治疗

B. 肾镜取石

C. 体外振波碎石

D. 输尿管镜取石

E. 输尿管切开取石

17. 每次排尿开始时有血尿，而排尿终末时尿液正常。病变初步考虑是位于

A. 肾、输尿管

B. 前尿道

C. 膀胱颈及三角区

D. 前列腺

E. 膀胱底部

18. 患者，男性，30 岁，骨盆被汽车撞伤 1 小时。有尿意，但不能排尿，下腹部膨隆有压痛，无肌紧张，叩诊浊音，肠鸣音正常。应首先考虑

A. 后尿道损伤

B. 腹膜内膀胱破裂

C. 腹膜外膀胱破裂

D. 尿道球部损伤

E. 尿道阴茎部损伤

19. 前列腺肥大介入治疗的适应证是

A. 神经性膀胱

B. 良性前列腺肥大有梗阻症状者

C. 前列腺癌

D. 肾结核

E. 前列腺化脓

20. Wilms 瘤最常见的临床表现为

A. 高血压   B. 腹部肿块

C. 血尿   D. 腹痛

E. 发热

21. 患儿，男性，2 岁，体检触及腹部包块，未及肿大淋巴结。请根据所示图像，选择最可能的诊断

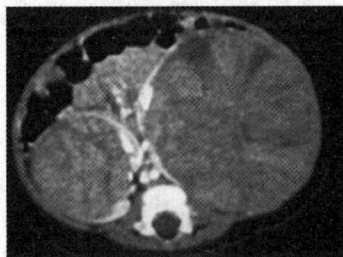

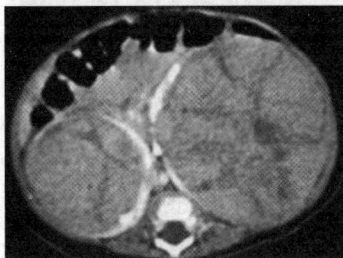

A. 双肾淋巴瘤

B. 双肾转移瘤

C. 双侧肾母细胞瘤（Wilms 瘤）

D. 双侧肾癌

E. 双肾神经母细胞瘤

22. 患者，男性，30 岁。右侧腹部包块渐增大，伴右腹部胀痛 1 年余，MRI 检查见巨大包块。最可能的诊断是

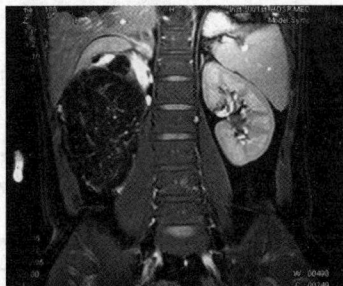

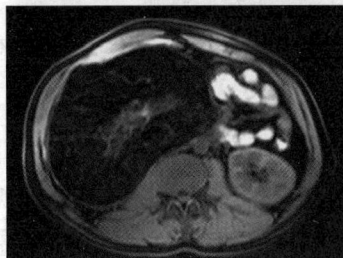

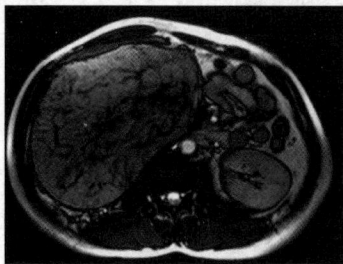

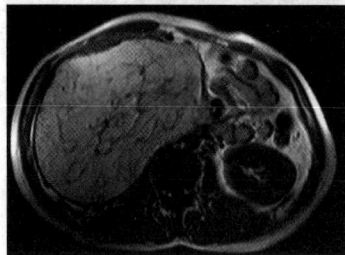

A. 右侧肾上腺腺瘤

B. 右肾髓样脂肪瘤

C. 右肾畸胎瘤

D. 右肾巨大血管瘤

E. 右肾错构瘤

23. 目前膀胱结石主要见于

A. 年轻男性   B. 老年男性

C. 年轻女性   D. 老年女性

E. 幼儿

24. 关于泌尿系统结核，以下描述错误的是

A. 病变发生于肾皮质

B. 可以合并其他致病菌感染

C. 可见反复发作的慢性膀胱炎症状

D. 临床上多见双侧病变

E. 尿沉渣找抗酸杆菌是重要的检查手段

25. 患者，女性，20岁，B超发现右肾重度积水，左肾轻度积水，右肾皮质厚0.9cm，左肾皮质厚1.8cm。泌尿系统CT示双侧肾盂输尿管连接部狭窄。利尿肾动态检测示双侧上尿路完全机械性梗阻，肾小球滤过率（GFR）右侧13ml/min，左侧30ml/min。首先应采

取的处理措施是

A. 左肾盂输尿管连接部成形术

B. 右肾盂输尿管连接部成形术

C. 右肾切除术

D. 左肾切除术

E. 左肾造瘘术

二、多选题：每道试题由1个题干和5个备选答案组成，题干在前，选项在后。选项A、B、C、D、E中至少有2个正确答案。

26. 肾盂肿瘤最常见的转移部位有

A. 脑   B. 骨

C. 肝   D. 肺

E. 胃肠道

27. 目前我国转移性肾透明细胞癌常用的一线靶向治疗药物有

A. 舒尼替尼   B. 索拉非尼

C. 贝伐单抗   D. 帕唑帕尼

E. CCI-779

28. 关于前列腺的说法，正确的有

A. 后方借直肠膀胱陷凹与直肠壶腹相邻

B. 位于膀胱颈和尿生殖膈之间

C. 尿道自底的前缘穿入

D. 射精管自底的后缘穿入

E. 周围有前列腺囊包裹

29. 尿液细菌学检查，收集尿液的方法有

A. 初段尿   B. 中段尿

C. 终末尿   D. 导尿

E. 耻骨上膀胱穿刺抽尿

30. 反映内皮细胞受损的指标有

A. vWF降低

B. 血小板降低

C. 内皮素生成降低

D. 束臂试验阳性

E. 6-酮-PGF1α降低

31. 输尿管肾镜取石的并发症有
    A. 输尿管裂伤或断裂伤
    B. 输尿管穿孔
    C. 膀胱输尿管返流
    D. 尿失禁
    E. 感染

32. 有关尿道器械检查，下列哪项是正确的
    A. 18F 导尿管的直径是6mm
    B. 金属尿道探子可检查和治疗尿道狭窄
    C. 12F 普通导尿管的直径是6mm
    D. 金属导尿管除导尿外可试探尿道、膀胱内有无结石
    E. 急性尿道炎时应禁止一切经尿道的器械检查

33. 下列哪些是尿路感染的易感因素
    A. 尿路梗阻
    B. 膀胱输尿管反流
    C. 肾乳头坏死
    D. 脊髓损伤伴高压膀胱
    E. 糖尿病

34. 关于二次经尿道膀胱肿瘤电切术的正确叙述是
    A. 推荐 T_1 期和 G_3 期膀胱癌进行二次电切
    B. 能更准确评估肿瘤病理分期
    C. 可以切除残存肿瘤，降低复发风险
    D. 通常在首次彻底电切术后 2～6 周行二次电切
    E. 二次电切若明确无残存肿瘤组织，术后可不必行膀胱镜检查随访

35. 尿道上裂的临床表现是
    A. 尿道口位于阴茎背侧
    B. 阴茎体短小，向背侧弯曲
    C. 包皮悬垂于阴茎腹侧
    D. 阴茎头扁平

    E. 严重尿道上裂可伴有膀胱外翻和腹部缺陷

36. 双侧或单侧隐睾伴阴茎短小、尿道下裂等症状，需进行哪些检查
    A. 人绒毛膜促性腺激素（hCG）检测
    B. 雄激素检测
    C. 卵泡刺激素（FSH）检测
    D. 睾丸动静脉造影
    E. 遗传基因检测

37. 已明确的遗传性肾癌包括
    A. VHL（Von Hippel – Lindau）综合征
    B. 结节性硬化症
    C. 遗传性肾乳头状腺癌
    D. 易位性肾癌
    E. BHD（Birt – Hogg – Dube）综合征

38. 下列哪些病原体混合感染可引起阴囊坏疽
    A. 金黄色葡萄球菌
    B. 结核分枝杆菌
    C. 大肠埃希菌
    D. 拟杆菌
    E. 钩端螺旋体

39. 对于伴有明显下尿路症状的老年男性患者，为明确诊断，门诊首选检查为
    A. 尿常规检查
    B. 血清前列腺特异性抗原（PSA）检测
    C. 前列腺超声
    D. 尿流率检测
    E. 尿动力学检查

40. 良性前列腺增生症（BPH）为一种缓慢进展的前列腺良性疾病，其临床进展的危险因素包括
    A. 前列腺的体积增大
    B. 血清前列腺特异性抗原（PSA）升高

C. 前列腺慢性炎症

D. 代谢综合征

E. 残余尿量增多

41. 以下属于嗜铬细胞瘤三大特性的是

    A. 内部回声单一

    B. 大小悬殊

    C. Liddle 综合征

    D. 位置不定

    E. 内部回声复杂

42. 关于女性膀胱镜的插入方法，以下叙述正确的是

    A. 膀胱截石位

    B. 用棉签蘸取 10% 的丁卡因插入尿道口内，放置 10 分钟

    C. 左手分开小阴唇显露尿道外口，右手以示指和中指夹持镜鞘后端，插入尿道外口内

    D. 镜鞘进入尿道外口后，前端略向下压以绕过耻骨联合

    E. 右手以示指和中指夹持镜鞘后端，将镜鞘插入舟状窝，然后将镜体竖直轻轻滑入或插入尿道

43. 关于腹腔镜手术扶镜器的叙述，正确的是

    A. 扶镜器包括固定卡、机械臂和固定支架

    B. 能完成空间二维运动和固定运动

    C. 腹腔镜固定在与机械臂相连的固定卡上时，可任意地调节腹腔镜的观察视野

    D. 能完成空间三维运动和旋转运动

    E. 节约了劳动成本

44. 关于皮下气肿形成的原因，叙述正确的是

    A. 气腹针没有穿透腹壁而误入筋膜前皮下组织内

    B. 腹腔镜穿刺套管处切口过大

    C. 气腹压力过低

    D. 腹腔镜穿刺套管反复脱出腹腔或穿刺针偏离了原穿刺通道致使腹膜形成破损

    E. 气腹压力过高

45. 气体栓塞的临床表现包括

    A. 头颈部发绀

    B. 血压骤然大幅度升高

    C. 心动过速

    D. 心律失常

    E. 心前区听到水轮样杂音

三、共用题干单选题：以叙述一个以单一患者或家庭为中心的临床情景，提出 2~6 个相互独立的问题，问题可随病情的发展逐步增加部分新信息，每个问题只有 1 个正确答案，以考查临床综合能力。答题过程是不可逆的，即进入下一问后不能再返回修改所有前面的答案。

(46~48 共用题干)

患者，女性，26 岁，来院体检。查体：多血质外观，向心性肥胖，痤疮，下腹部及股内侧见紫纹。实验室检查：血皮质醇明显升高。

46. 为明确病变部位，最有意义的检查是

    A. 尿 17 - 羟皮质类固醇测定

    B. 血 ACTH 测定

    C. 尿游离皮质醇测定

    D. 小剂量地塞米松抑制试验

    E. 垂体 CT

47. 影像学定位检查中没有意义的是

    A. MIBG 检查   B. 肾上腺 CT

    C. 垂体 CT   D. 垂体 MRI

    E. 超声

48. 若诊断为库欣病，治疗首选

    A. 肾上腺切除术

    B. 垂体放疗

C. 酮康唑治疗

D. 经蝶鞍微腺瘤摘除术

E. 肾上腺肿瘤切除术

（49～51 共用题干）

男性，42 岁，活动多时常出现右腰部钝痛。尿常规检查：红细胞 15～20 个/HP，白细胞 3～5 个/HP，B 超：右肾盂内可见 3cm×2cm 不规则强回声，后伴声影。

49. 患者可能的诊断是

A. 右肾癌   B. 右肾盂炎

C. 右肾盂癌   D. 右肾盂结石

E. 运动后血尿

50. 为明确诊断还需要进行的检查是

A. 膀胱镜检查   B. 肾动脉造影

C. 磁共振检查   D. CT 和尿培养

E. KUB 及 IVP

51. 最合适的治疗是

A. 右肾切除术

B. 右肾输尿管全长切除术

C. PCNL

D. 右肾造瘘

E. 右肾部分切除术

（52～54 共用题干）

患者，男性，35 岁，工地施工人员，下工前骨盆被重物挤压致伤入院。查体：BP 90/50mmHg，P 120 次/分，面色苍白，下腹部有压痛。Hb 70g/L。X 线示髂骨线性骨折。经补液治疗，生命体征平稳，但仍无尿，留置尿管仅有 50ml 尿夜流出，淡红色。腹部膨胀，移动性浊音阳性。

52. 下列哪种内脏的损伤可能性大

A. 肾损伤   B. 膀胱损伤

C. 尿道损伤   D. 直肠损伤

E. 输尿管损伤

53. 首先应行哪项检查

A. CT   B. B 超

C. 膀胱造影   D. 尿道造影

E. 腹腔动脉造影

54. 治疗选择下列哪项正确

A. 尿道修补术

B. 腹穿抽出腹腔积液

C. 耻骨上膀胱造瘘术

D. 剖腹探查行膀胱修补术

E. 继续临床观察

（55～56 共用题干）

患者，女性，25 岁，膀胱刺激症状 2 年 6 个月。尿常规检查显示，尿中有大量红细胞、白细胞，血生化检查发现尿素氮和肌酐明显升高。IVP 检查右肾不显影，左肾重度积水，膀胱显影不佳。

55. 该患者最可能患的疾病是

A. 慢性肾盂肾炎

B. 慢性膀胱炎

C. 泌尿系统结核

D. 肾结石合并肾积水

E. 间质性膀胱炎

56. 如果上述诊断确立，目前应选择何种治疗方案

A. 膀胱造瘘   B. 膀胱扩大

C. 立即血透   D. 左肾造瘘

E. 右肾切除

（57～58 共用题干）

男性，39 岁，1 小时前，醉酒后于楼梯处摔伤，出现腹痛、肉眼血尿入院。查体：BP 100/60mmHg，P 100 次/分，面色苍白，下腹部广泛压痛，并有肌紧张及反跳痛。B 超示：肝、脾正常，少量腹水。腹穿有淡红色液体。顺利留置尿管，有少量血性尿液流出，色较淡。Hb 120g/L。

57. 下列哪种内脏损伤的可能性大

A. 肾损伤   B. 膀胱损伤

C. 输尿管损伤   D. 直肠损伤

E. 尿道损伤

58. 下列哪项检查是诊断本病例泌尿系损伤的首选
    A. 腹腔动脉造影　　B. B 超
    C. CT　　　　　　　D. 膀胱造影
    E. 尿道造影

(59 ~ 62 共用题干)

男性，26 岁，因"反复右腰部绞痛，并有时向右下腹放射 4 个月"由门诊收入院治疗。门诊检查血、尿常规 1 次，正常，疼痛多在劳动后发作。本人无烟酒嗜好。家族史无相关。

59. 体检时与拟诊肾绞痛最一致的发现是
    A. 触及右肾下缘
    B. 右上腹压痛
    C. 右下腹及腹股沟区压痛
    D. 右肋脊角压痛、叩痛
    E. 右肾区肌张力正常

60. 如果这个患者有慢性胆囊炎，体检最可能的发现是
    A. 肝脾肿大、触痛
    B. 腹胀气
    C. 右上腹肋缘下压痛
    D. 巩膜中度黄染
    E. 右腰部叩击痛

61. 肾绞痛发作时能鉴别阑尾炎的最主要表现是
    A. 疼痛的剧烈程度及局部体征
    B. 有无恶心、呕吐
    C. 有无寒战、发热
    D. 血尿
    E. 有无血压、脉搏上升

62. 肾绞痛和胆囊炎鉴别的最主要实验室检查根据是
    A. 血清胆固醇正常
    B. 血常规检查白细胞无升高
    C. 肝肾功能检查
    D. 尿常规检查发现红细胞

E. 电解质检查

(63 ~ 65 共用题干)

男性，26 岁，体重 80kg，慢性阑尾炎急性发作 3 天，血压 120/70mmHg，心率 70 次/分，拟行阑尾切除术。

63. 如选硬膜外麻醉，给药后，患者主诉头晕，耳鸣，口唇麻木。最可能的诊断为
    A. 局麻药毒性反应
    B. 局麻药过敏反应
    C. 肾上腺素反应
    D. 全脊麻
    E. 空气栓塞反应

64. 麻醉方式首选
    A. 局麻
    B. 腰骶丛神经阻滞
    C. 气管不插管全麻
    D. 气管插管全麻
    E. 椎管内麻醉

65. 预防上述并发症的办法是
    A. 给药前反复回抽无血后给药
    B. 硬膜外置管动作轻柔
    C. 麻醉前应用安定类药物
    D. 使用局麻药的安全剂量
    E. 以上均是

四、案例分析题：每道案例分析题至少 3 ~ 12 问。每问的备选答案至少 6 个，最多 12 个，正确答案及错误答案的个数不定。考生每选对一个正确答案给 1 个得分点，选错一个扣 1 个得分点，直至扣至本问得分为 0，即不含得负分。案例分析题的答题过程是不可逆的，即进入下一问后不能再返回修改所有前面的答案。

(66 ~ 73 共用题干)

患者，男性，38 岁，阵发性头晕 6 个月，无四肢发麻。体检：T 36℃，P 80 次/分，

R 22 次/分，BP 178/97mmHg。无满月脸，无向心性肥胖。血：总胆固醇 3.8mmol/L，甘油三脂 1.1mmol/L，高密度脂蛋白 1.2mmol/L，低密度脂蛋白 2.0mmol/L。

66. 初步诊断考虑哪些疾病

    A. 原发性高血压

    B. 肾性高血压

    C. 脑肿瘤

    D. 冠心病

    E. 肾上腺皮质腺瘤

    F. 肾上腺皮质腺癌

    G. 肾上腺皮质增生

    H. 垂体肿瘤

    I. 肾上腺嗜铬细胞瘤

    J. 肾上腺髓质增生

67. 应先做哪些检查

    A. 冠脉造影

    B. 肾上腺 B 超

    C. 安体舒通试验

    D. 血浆 ACTH 测定

    E. 24 小时尿 VMA（香草扁桃酸）测定

    F. 血 Cr

    G. 血电解质

    H. 组胺激发试验

    I. 冰水试验

    J. 糖耐量试验

68. 本病例拟行左肾上腺探查、左肾上腺肿瘤切除术，首选哪种药进行术前准备（提示：B 超提示左肾上腺有一类圆形包块，大小约 8cm × 7cm × 6cm。CT 于左肾上腺区见一大小与 B 超检查所见相仿的包块，CT 值 18.3 ~ 31.1Hu，未见钙化，增强扫描见不规则强化。心电图、胸片未见异常，血电解质正常。24 小时尿 VMA 是正常值的 3 倍）

    A. 酚苄明 20mg tid

    B. 氯化钾 1g bid

    C. 泼尼松 10mg tid

    D. 螺内酯 100mg tid

    E. 氨氯吡咪 5mg tid

    F. 氢化可的松 200mg bid

69. 术前服用酚苄明 20mg tid，但降压效果不明显，应加服哪种药

    A. 哌唑嗪   B. 特拉唑嗪

    C. 竹林胺   D. 苯苄胺

    E. 硝苯地平   F. 多沙唑嗪

70. 术前在使用肾上腺素能受体阻滞剂的同时应输液或输血扩张血容量，并且达到下列哪些指标

    A. 血压控制在正常范围

    B. 血压控制在（150 ~ 160）/（90 ~ 100）mmHg 之间

    C. 心率控制在 120 次/分以下

    D. 心率控制在 90 次/分以下

    E. 红细胞比容小于 55%

    F. 红细胞比容小于 45%

71. 哪种麻醉最安全（提示：本病例拟行左肾上腺肿瘤切除术）

    A. 硬膜外麻醉

    B. 静脉全麻

    C. 气管内麻醉

    D. 硬膜外麻醉 + 静脉全麻

    E. 椎管内麻醉

    F. 以上各种麻醉一样安全

72. 为了排除异位或转移肿瘤，哪种检查的敏感性和特异性最高（提示：术后病理证实为肾上腺嗜铬细胞瘤，术后血压恢复正常，无需服用降压药。但半年后再次出现高血压，BP 160/100mmHg。CT 提示左肾上腺有一个 4cm 大小圆形实质占位性病变）

    A. CT

    B. B 超

C. 同位素骨扫描

D. MRI

E. 尿 VMA

F. 放射性核素^{131}I - 间碘苄胍（^{131}I - MIBG）

G. 血浆肾素和血管紧张素

73. 以下哪种是首选的治疗方法（提示：本病例通过检查证实无转移癌和异位嗜铬细胞瘤）

A. 放疗

B. 化疗

C. 放疗 + 化疗

D. 放射性核素^{131}I - 间碘苄胍（^{131}I - MIBG）

E. 手术

F. 伽玛刀

（74 ~ 76 共用题干）

患者，男性，18 岁，因"自幼阴囊空虚"来诊。查体：第二性征发育正常，双侧阴囊内都不能触及睾丸结构，左侧腹股沟外环口上方可及直径约 3 cm 的椭圆形肿物，表面光滑，活动度好，可推至外环口下方。

74. 与隐睾的发生可能相关的因素包括

A. 睾丸引带功能异常

B. 机械性梗阻

C. 精索血管异常

D. 睾丸与后腹膜组织粘连

E. 内分泌因素

F. 苗勒管抑制物质不足

75. 为明确诊断应做的检查包括

A. B 超

B. CT

C. MRI

D. 放射性核素标记 hCG 扫描

E. PET - CT

F. 左腹股沟肿物活检

76. 经检查右侧腹股沟及腹膜后未见明确的睾丸样结构，左腹股沟处为睾丸。下一步治疗措施是

A. LHRH 鼻黏膜喷雾剂治疗

B. 注射 hCG

C. 腹腔镜探查术

D. 左侧隐睾切除术

E. 左侧隐睾下降固定术

F. 自体睾丸移植术

（77 ~ 84 共用题干）

患者，男性，66 岁，已婚，因"反复血 PSA 升高 6 个月"来诊。6 个月前体检发现血 PSA 增高。直肠指检：前列腺右侧可触及结节，质地硬，无压痛。经直肠前列腺 B 超：前列腺右侧可见低回声结节，内可见血流。建议患者穿刺活检，患者拒绝。1 个月后复查血 PSA 仍高于正常值，最高达 15ng/ml。查体：前列腺指诊同上；双侧精囊未触及，直肠内未触及肿物，指套退出时无血迹。前列腺穿刺活检：前列腺癌。

77. 患者还需要做的检查有

A. 静脉肾盂造影（IVP）

B. 血常规

C. 胸部 X 线片

D. 肝功能

E. 肾 CT 血管成像（肾 CTA）

F. 盆腔 CT

G. 盆腔 MRI

H. ECT

78. 可选择的手术方式有（提示：盆腔 MRI：前列腺内肿瘤，未突破精囊。穿刺活检 Gleason 评分：主要生长方式 3 分，次要生长方式 3 分）

A. 腹腔镜下前列腺癌根治术

B. 开放性前列腺癌根治术

C. 双侧睾丸切除术

D. 短距放射性粒子植入术

E. 三维适形放疗

F. 非手术治疗，定期检测血 PSA，临床观察

G. 双侧睾丸切除术 + 全激素内分泌阻断

H. 放疗 + 内分泌治疗

79. 患者术后顺利恢复，出院前检查血 PSA 为 0。出院后常规随诊，需要检查

A. 定期血清 PSA 测定

B. 定期直肠指检

C. 定期 ECT

D. 盆腔 MRI

E. 经直肠前列腺超声或活检

F. 腹部 CT

G. 腹部 MRI

H. 血细胞比容

80. 术后随诊的项目有（提示：如果患者拒绝前列腺癌根治术治疗，后行双侧睾丸切除术 + 全激素内分泌阻断治疗）

A. 血清 PSA 测定　　B. 肌酐

C. 血红蛋白　　　　 D. 肝功能

E. 前列腺超声　　　 F. 胸部 X 线片

G. 骨扫描　　　　　 H. 盆腔 MRI

81. 如果患者行前列腺近距离粒子植入，近距离粒子植入的适应证有

A. 血清 PSA <10ng/ml

B. 肌酐正常

C. Gleason 评分 >9 分

D. 肝功能正常

E. 预期寿命 >10 年

F. 血清 PSA >30ng/ml

G. 临床分期 $T_1 \sim T_{2a}$

H. 无心、肺功能异常

82. 如果患者行根治术后 1 年，需考虑有广泛转移可能性的是

A. 血清 PSA 术后 1 年内开始上升

B. 盆腔 MRI 示肿瘤外侵

C. Gleason 评分 ≤7 分

D. Gleason 评分 ≥8 分

E. 病理分期 ≥pT_{3b}

F. 每年 PSAV <0.75 ng/ml

G. PSADT 4~6 个月

H. 病理分期 ≤pT_{3b}

83. 如果患者行根治术后 4 年，仅考虑局部复发，可能的情况有

A. 血清 PSA 在术后 3 年开始上升

B. 盆腔 MRI 示肿瘤外侵

C. Gleason 评分 ≤6 分

D. ECT 示多发转移

E. 预期寿命 >10 年

F. 每年 PSAV >0.75ng/ml

G. PSADT ≥11 个月

H. 病理分期 ≤pT_{3a}

84. 如果患者行根治术后 4 年，发现为生化复发，已排除了远处转移，接受挽救性放疗的条件包括

A. 预期寿命 >10 年

B. 身体一般状况好

C. Gleason 评分 ≤6 分

D. 仅为生化复发，无临床复发或转移

E. 病理分期 ≤pT_{3a}

F. 每年 PSAV >0.75ng/ml

G. 临床前列腺癌局部复发

（85~92 共用题干）

患者，男性，29 岁，阴囊左侧坠胀 2 个月。体检：阴囊皮肤无红肿，左睾丸增大，扪及一个约 5cm×4cm×4cm 大小的肿块，质地硬，不光滑，无压痛，透光试验阴性。右睾丸附睾未见异常。阴囊双侧未扪及曲张静脉。

85. 首先考虑哪个诊断

A. 慢性左睾丸炎

B. 感染性左睾丸鞘膜积液

C. 左睾丸结核

D. 左睾丸梅毒

E. 左睾丸肿瘤

F. 左腹股沟斜疝

86. 可做哪些检查

    A. 阴囊超声

    B. 左睾丸穿刺活检

    C. 开放性左睾丸活检术

    D. MRI

    E. CT

    F. 血癌胚抗原

    G. 血 LDH

    H. 血 AFP

    I. 血 $\beta-hCG$

    J. 血睾酮

87. 不考虑可能是哪些睾丸肿瘤（提示：超声显示左睾丸肿物，呈弥漫性不均匀低回声。血 AFP 和 $\beta-hCG$ 均明显升高）

    A. 精原细胞瘤   B. 绒毛膜癌

    C. 卵黄囊肿瘤   D. 支持细胞瘤

    E. 间质细胞瘤   F. 性腺基质肿瘤

    G. 胚胎癌

88. 哪种手术方案最好（提示：体查全身未扪及浅表淋巴结。胸片、肝脏 B 超、腹部和盆腔 CT、骨扫描均未见转移灶，拟行左睾丸切除术）

    A. 手术前先化疗

    B. 手术前先放疗

    C. 手术前先化疗＋放疗

    D. 手术时先在腹股沟管内环水平阻断精索血管，做睾丸活检确定恶性肿瘤后再行根治性左睾丸切除术

    E. 直接行根治性左睾丸切除术

    F. 单纯性左睾丸切除术

89. 请问本病例睾丸癌的分期是（提示：术后病理报告为左睾丸胚胎癌，肿瘤

侵及附睾）

    A. $T_xN_0M_0$ B. $T_1N_0M_0$

    C. $T_2N_0M_0$ D. $T_3N_0M_0$

    E. $T_{4a}N_0M_0$ F. $T_{4b}N_0M_0$

90. 哪一个是本病例患者行根治性左睾丸切除术后最重要的治疗

    A. 腹膜后淋巴结清扫术

    B. 放疗

    C. 化疗

    D. 密切观察

    E. 免疫治疗

    F. 药物治疗

91. 经典的腹膜后淋巴结清扫术的范围包括哪些

    A. 上界为双侧肾静脉

    B. 上界至主动脉裂孔

    C. 左侧至左输尿管

    D. 左侧至左结肠旁沟

    E. 右侧至右输尿管

    F. 右侧至右结肠旁沟

    G. 下界至髂总动脉分叉

    H. 下界至髂总动脉分叉下 2cm

92. 哪些是腹膜后淋巴结清扫术的并发症

    A. 逆行射精   B. 勃起功能障碍

    C. 肠梗阻   D. 乳糜腹

    E. 胰腺炎   F. 血浆睾酮水平降低

（93～96 共用题干）

    患者，男性，74 岁，因良性前列腺增生行经尿道前列腺电切术，术后病理检查提示前列腺癌。查血清前列腺特异性抗原（PSA）为 12.5μg/L；Gleason 评分 3＋4 分；盆腔 CT 提示精囊角存在，余无异常；骨 ECT 扫描未见异常。患者既往体健。

93. 该患者宜应首选何种治疗

    A. 主动监测（AS）

    B. 内照射放疗

C. 外照射放疗

D. 内分泌治疗

E. 根治性手术

F. 冷冻治疗

94. 该患者根治性手术的恰当时机为
   A. TURP 术后 1 周
   B. TURP 术后 2 周
   C. TURP 术后 4 周
   D. TURP 术后 3 个月
   E. TURP 术后半年
   F. 视患者意愿而定

95. 该患者如选择腹腔镜下前列腺癌根治术，围术期及术中应采取下列哪种操作
   A. 术前肠道准备
   B. 术前留置双侧 DJ 管
   C. 术前皮下注射醋酸戈舍瑞林缓释植入剂 3.6mg
   D. 术中闭孔淋巴结活检
   E. 术中离断膀胱颈后给予小剂量呋塞米注射液（速尿）静脉注射
   F. 术中离断膀胱颈后给予亚甲蓝注射液（美兰）静脉注射

96. 前列腺癌根治术的主要远期并发症有哪些
   A. 尿失禁　　　　B. 肾功能不全
   C. 勃起功能障碍　D. 血尿
   E. 双下肢水肿　　F. 吻合口狭窄

（97～100 共用题干）

患者，男性，38 岁，已婚已育，主诉"右侧阴囊出现无痛性肿块伴腰背痛 5 个月"就诊。无畏寒发热，无尿频尿急尿痛症状。既往史：无特殊。体检：两侧睾丸位于阴囊内，右侧睾丸增大，大小约 6cm×5cm×5cm，质地中等偏硬，沉重感，表面光滑，无触痛，与周围组织无明显粘连；

左侧睾丸附睾大小和质地正常，无触痛。阴囊皮肤无红肿。超声检查：提示右侧睾丸占位性病变，考虑睾丸肿瘤。

97. 为进一步明确诊断，需进行哪些检查和治疗
   A. 睾丸穿刺活检
   B. 经腹股沟探查和根治性睾丸切除术
   C. 血清甲胎蛋白（AFP）人绒毛膜促性腺激素（hCG）和乳酸脱氢酶（LDH）检测
   D. 腹部和盆腔 CT 检查明确有无转移
   E. 胸部 CT 检查
   F. 骨扫描
   G. 阴囊 MRI 检查

98. 该患者的后续治疗方案包括［提示：该患者腹部、盆部 CT 检查：腹膜后多发淋巴结转移，最大淋巴结直径 6cm；胸部 CT 及骨扫描未见明确转移灶。血 AFP 187.25μg/L（正常值小于 8.78μg/L），hCG 199.94IU/L（正常值小于 5IU/L），LDH 658IU/L（正常值小于 248IU/L）］
   A. 腹膜后淋巴结清扫术
   B. 根治性睾丸切除术，根据病理决定进一步治疗方案
   C. 放疗
   D. 3～4 疗程以顺铂为中心的联合化疗
   E. 以顺铂为中心辅助联合化疗后行根治性睾丸切除术
   F. 根治性睾丸切除术，术后单周期卡铂辅助化疗

99. 该患者行根治性睾丸切除术，术后病理检查：提示右侧睾丸胚胎癌，局限于睾丸，伴有血管浸润。后续治疗应包括
   A. 腹膜后淋巴结清扫术
   B. 4 个疗程博来霉素＋依托泊苷＋顺铂（BEP）方案化疗

D. 顺铂＋依托泊苷＋异环磷酰胺（VIP）方案化疗

E. 高剂量联合化疗＋自体造血干细胞移植治疗

F. 2个疗程的联合化疗后，行残余肿瘤切除术

100. 该患者选择行4个疗程的BEP化疗，4个疗程化疗后再次评估，血AFP、hCG及LDH均降至正常，腹部盆腔CT复查发现腹膜后淋巴结较前缩小，最大直径1.5cm，PET－CT检查阴性。随访半年，复查血AFP、hCG及LDH升高，腹部盆腔CT复查发现腹膜后淋巴结较前增大，最大直径3.5cm，PET－CT检查阳性，可选择的治疗方案包括

A. 联合挽救性化疗方案（VIP方案）4个疗程

B. 联合挽救性化疗方案（TIP方案）4个疗程

C. 如无手术禁忌，行挽救性腹膜后淋巴结清扫术和残余肿瘤切除术

D. 放疗

E. 放疗和紫杉醇＋奥沙利铂方案化疗

F. 高剂量联合化疗＋自体造血干细胞移植

全真模拟试卷（六）

一、单选题：每道试题由 1 个题干和 5 个备选答案组成，题干在前，选项在后。选项 A、B、C、D、E 中只有 1 个为正确答案，其余均为干扰选项。

1. 患者，男性，40 岁。1 个月前行左肾切开取石术。现左侧腰痛伴畏寒、高热，腰无法伸直。尿液检查：蛋白少量，白细胞少许。根据患者情况，如果行 X 线腹部平片检查可出现下列哪种影像学特征
   A. 脊柱凸向右侧
   B. 右侧腰大肌阴影模糊
   C. 右侧横膈活动受限
   D. 脊柱凸向左侧
   E. 左肾轮廓不清

2. 患者，女性，50 岁，下蹲或腹部用力时，出现不由自主地流尿。诊断可初步考虑是
   A. 充溢性尿失禁
   B. 急迫性尿失禁
   C. 反射性尿失禁
   D. 真性尿失禁
   E. 压力性尿失禁

3. 尸体供肾冷藏的保存温度是
   A. −20℃ 以下　　B. 0℃ 以下
   C. 0~4℃　　　　D. 5~10℃
   E. 常温保存

4. 肾移植术后 6 天内出现少尿或无尿，WBC 轻度升高，血尿素氮和肌酐升高持续不降，尿常规提示红细胞中量，同时伴有发热（38.5℃ 以下）。这时应考虑下列哪种可能

   A. 急性肾小管坏死
   B. 移植肾功能不良
   C. 热缺血时间过长
   D. 免疫抑制剂过量
   E. 急性排斥反应

5. 尿细菌培养，每毫升尿菌落计数在多少个以上提示尿路感染
   A. 10^9　　　　　　B. 10^5
   C. 10^3　　　　　　D. 10^2
   E. 10^7

6. 患者，男性，40 岁，腰部撞击伤，因腰腹痛、血尿入院。诊断左肾裂伤。经抗休克与抗感染治疗，病情稳定。两周后，患者出现高热 39.6℃，伴腹痛加剧，BP 90/50mmHg，P 120 次/分，面色苍白，左上腹包块突然增大伴肌紧张。下列哪种可能性大
   A. 感染所致的迟发性脾破裂大出血
   B. 肾周感染继发肾破裂大出血
   C. 肾外伤后肾积水感染
   D. 肾周感染伴麻痹性肠梗阻
   E. 肾周感染所致的感染中毒性休克

7. 患者，女性，54 岁，腰背部隐痛不适 1 个月余。请根据所示图像，选择最可能诊断

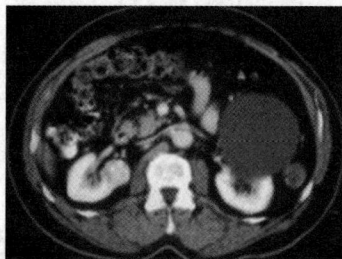

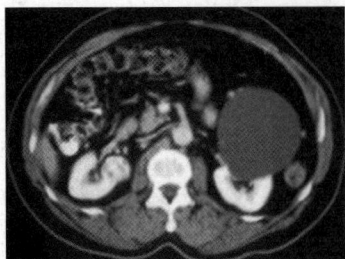

A. 左侧单纯性肾囊肿，右肾未见异常

B. 左侧肾盂积水合并右侧血管平滑肌脂肪瘤

C. 左侧单纯性肾囊肿合并右侧肾癌

D. 左侧肾盂积水合并右侧肾癌

E. 左侧单纯性肾囊肿合并右侧血管平滑肌脂肪瘤

8. 有关阴茎癌的说法正确的是

A. 通常经深部盆腔静脉转移

B. 罕见于婴儿期已做包皮环切的男性

C. 侵犯包皮，但不侵及阴茎头

D. 与卫生条件无关

E. 阴茎癌主要以移行细胞癌为主

9. 青年男性，突发上腹痛，伴恶心、呕吐。急查尿常规红细胞满视野，白细胞 5~10 个/HP，血常规正常，考虑右输尿管结石。最适当的急诊处理方法是

A. 大量饮水

B. 口服抗菌药物

C. 消炎，解痉，止痛

D. ESWL

E. 手术探查

10. 患者出现无痛性肉眼血尿，尿中查见癌细胞。下列哪项检查最有意义

A. 腹部平片

B. 肾动脉造影

C. IVU

D. 膀胱镜检查，IVU

E. B 超

11. 患者，男性，20 岁，高空作业时不慎坠

下，半空中左腰部受钢管阻拦后身体落地。查神清，面色苍白，四肢厥冷，心率 130 次/分；血压 70/50mmHg，左腰部局部隆起，皮下见大片瘀斑。插入尿管，尿色清，超声提示左肾周围大量血凝块。诊断考虑

A. 肾挫伤　　　　　B. 肾部分裂伤

C. 肾全层裂伤　　　D. 肾蒂损伤

E. 皮下组织大面积损伤

12. 下列对于淋球菌的生物特性，描述错误的是

A. 适宜在 35~37℃生长

B. 适宜在 pH 7.2~7.6 条件下生长

C. 适宜在干燥条件下生长

D. 为革兰阴性双球菌

E. 急性感染时，淋球菌不允许其他一般细菌同时存在

13. 患者，女性，40 岁，反复泌尿系感染 10 余年，服用多种抗生素。近 2 年出现憋尿时下腹部疼痛，尿频加重，尿常规：RBC 3~5 个/HP，WBC 10~15 个/HP，口服抗生素症状无缓解，但尿常规好转。进一步行膀胱镜检查见膀胱容量约 150ml，冲水时疼痛难忍，至 400ml 时膀胱黏膜出现出血斑。诊断考虑

A. 急性膀胱炎

B. 慢性膀胱炎

C. 腺性膀胱炎

D. 间质性膀胱炎

E. 盆腔炎

14. 泌尿系感染最常见的致病微生物是

A. 葡萄球菌

B. 大肠埃希菌

C. 衣原体和支原体

D. 肠球菌

E. 变形杆菌

15. 血尿伴膀胱刺激症状最常见于下列哪种疾病
    A. 膀胱肿瘤　　　B. 急性膀胱炎
    C. 急性肾盂肾炎　D. 急性前列腺炎
    E. 急性精囊炎

16. 患者，女性，22 岁，突然起病，腰痛，尿蛋白阴性，红细胞 0～3 个/HP，白细胞 20～30 个/HP。下列哪一项不符合急性肾盂肾炎
    A. 发热　　　　　B. 肾区叩痛
    C. 膀胱刺激症　　D. 高血压
    E. 尿白细胞管型

17. 血清尿素氮增高而血清肌酐正常，应除外
    A. 大面积烧伤
    B. 甲状腺功能亢进症
    C. 慢性肾功能衰竭尿毒症
    D. 急性传染病
    E. 上消化道出血

18. 肾血管平滑肌脂肪瘤在 B 超和 CT 的表现分别为
    A. B 超较强回声，平扫 CT 值为正值
    B. B 超较低回声，平扫 CT 值为负值
    C. B 超较强回声，平扫 CT 值为负值
    D. B 超较低回声，平扫 CT 值为正值
    E. B 超为无回声，平扫 CT 值为负值

19. 左腰部被撞伤，肉眼血尿明显，左侧腰部压痛，无腹肌紧张，无包块，脉搏、血压正常。可能为
    A. 肾蒂损伤
    B. 肾挫伤
    C. 肾部分裂伤，裂口通向肾盂
    D. 肾全层裂伤
    E. 肾部分裂伤，裂口通向肾包膜

20. BPH 的鉴别诊断中不包括
    A. 神经源性膀胱　B. 膀胱颈挛缩

    C. 膀胱憩室　　　D. 尿道狭窄
    E. 前列腺癌

21. 血清型 IgA 占总 Ig 的
    A. 5%～10%　　　B. 20%～25%
    C. 15%～20%　　D. 10%～15%
    E. 1%～5%

22. 患者，女性，56 岁，间歇性无痛肉眼血尿 1 年余。体检：左腰部触及包块，表面不光滑，质较硬，膀胱镜检查左输尿管口喷血。应考虑为
    A. 肾盂癌　　　　B. 肾母细胞瘤
    C. 肾癌　　　　　D. 多囊肾
    E. 肾结石伴积水

23. 增生型库欣综合征伴垂体微腺瘤的治疗首选
    A. 双肾上腺切除术＋垂体放疗
    B. 一侧肾上腺切除术＋对侧大部切除术
    C. 肾上腺次全切除术＋垂体放疗
    D. 经蝶垂体微腺瘤切除术
    E. 肾上腺次全切除术＋神经递质抑制剂

24. 前列腺癌首选的姑息治疗通常是
    A. 耻骨上前列腺切除术
    B. 开放前列腺根治性切除术
    C. 腹腔镜前列腺根治性切除术
    D. 睾丸切除和（或）雌激素治疗
    E. 药物治疗

25. 对胡桃夹综合征（NCS），描述错误的是
    A. 又称肠系膜上动脉压迫综合征
    B. 当腹主动脉（AO）和肠系膜上动脉（SMA）形成的夹角 <35° 时有诊断意义
    C. 反复发作性血尿和（或）蛋白尿
    D. 好发于青春期至 40 岁左右的男性

E. 尿红细胞形态为非肾小球源性

二、多选题：每道试题由 1 个题干和 5 个备选答案组成，题干在前，选项在后。选项 A、B、C、D、E 中至少有 2 个正确答案。

26. 关于压力性尿失禁的发病机制，叙述正确的有
    A. 神经机制　　　B. 解剖机制
    C. 功能机制　　　D. 精神行为失常
    E. 缺乏锻炼

27. 患者，男性，31 岁，尿频、尿急、尿痛 6 个月，多种抗生素治疗无效。尿常规检查：许多红、白细胞。为明确诊断，检查应包括
    A. 尿结核菌培养　B. MRI 检查
    C. 静脉肾盂造影　D. 核素肾图
    E. 普通尿细菌培养

28. 淋巴细胞增加见于
    A. 患者长期应用糖皮质激素
    B. 病毒感染
    C. 淋巴细胞白血病
    D. 化脓菌感染
    E. 肠道寄生虫感染

29. 排尿困难包括
    A. 射程变短　　　B. 尿线变细
    C. 排尿等待　　　D. 尿线无力
    E. 尿滴沥

30. 尿道哪个部位的损伤，外渗尿可出现在会阴浅筋膜，阴囊，阴茎和下腹浅筋膜
    A. 尿道内口
    B. 尿道球部
    C. 尿道前列腺部
    D. 尿道膜部
    E. 尿道阴茎部

31. 平均血小板体积（MPV）的临床应用价值和含义是
    A. MPV 伴随血小板增多而加大，表示造血功能衰竭
    B. 不具备独立的临床意义
    C. 由血液分析仪自动计算得出
    D. 表示平均血小板体积
    E. MPV 伴随血小板减少而降低，表示造血功能恢复

32. HLA 的特征为
    A. 是一种球蛋白
    B. 仅存在于白细胞上
    C. 血小板和其他组织细胞上也存在 HLA
    D. 是人类最主要的 MHC
    E. 是人类白细胞抗原

33. 患者，男性，20 岁，右腰部胀痛不适。IVU 如图示，下列说法正确的是

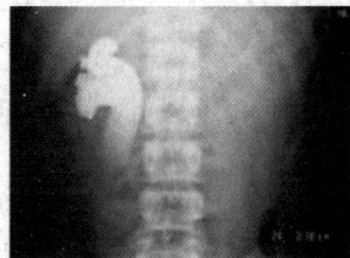

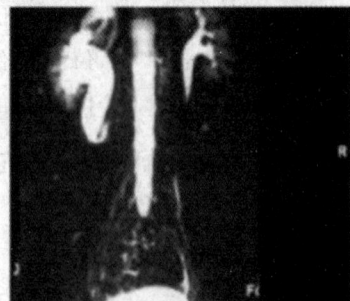

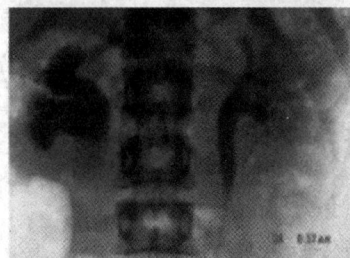

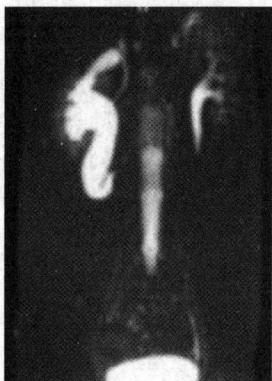

A. 右侧肾盂积水

B. 右侧输尿管上段扩张积水

C. 右侧输尿管走行异常，呈"S"形，向中线移位

D. 考虑为右侧下腔静脉后输尿管

E. 考虑为右侧输尿管自身的扭曲

34. 发作性高血压患者，腹部 CT 提示右侧肾上腺有约 7cm 大小肿物，临床怀疑嗜铬细胞瘤。可做下列哪些检查以明确诊断

A. ^{131}I – 间碘苄胍（MIBG）显像

B. 奥曲肽生长抑素受体显像

C. ^{131}I – 6β – 胆固醇核素显像

D. 24 小时尿儿茶酚胺检测

E. 血甲氧基肾上腺素检测

35. 行根治性肾切除术的患者一般不建议同时行同侧肾上腺切除术，但出现以下哪些情况，推荐同时行同侧肾上腺切除术

A. 术前 CT 检查发现肾上腺异常

B. 术前合并有高血压

C. 术前发现有低血钾

D. 术中发现同侧肾上腺异常考虑肾上腺受侵

E. 术中发现同侧肾上腺异常考虑肾上腺转移

36. 神经源性膀胱患者，双肾积水，尿动力学检查为低顺应性膀胱。根据患者

情况，可以选择下列哪些治疗方式

A. 间断自家清洁导尿

B. 留置膀胱造瘘管

C. 膀胱扩大术

D. 留置尿管

E. 尿流改道

37. 以下哪些是鉴别肾前性急性肾功能衰竭与急性肾小管坏死（ATN）的实验室指标

A. 尿比重

B. 尿 pH 值

C. 尿或血肌酐水平

D. 尿钠离子浓度

E. 尿渗透压

38. 双侧肾盂输尿管连接部结石伴有双侧重度肾积水的患者，已行双侧肾盂穿刺造瘘术。将术中两侧引流出的尿液分别进行尿常规检测，下列哪几项检测结果可用于判断分肾功能

A. 尿比重   B. 尿 pH 值

C. 尿蛋白含量   D. 尿胆红素

E. 尿酮体

39. 关于尿液的 pH，叙述正确的是

A. 通常在 4.5～8.0，平均为 5.5～6.5

B. 多数情况下，尿的 pH 可以大致反映出血清的 pH

C. I 型肾小管酸中毒，无论合并多严重的代谢性酸中毒，其尿液均为碱性

D. 肾结核的尿液呈碱性

E. 尿酸结石和胱氨酸结石的尿液一般为酸性

40. 有关肾积水检查，以下叙述不正确的是

A. 超声能了解肾积水的程度，但是不能定量测定分肾功能

B. 肾动态扫描不能了解分肾功能

C. MRU 在 IVU 不显影时仍能了解肾积水的程度

D. 肾图不但能了解有无梗阻，还能显示梗阻的部位

E. 静脉肾盂造影肾不显影时表明巨大肾积水

41. 关于硬性肾镜的叙述，正确的是

    A. 肾镜愈细，所需肾瘘的直径愈小，安全性也愈高

    B. 外鞘与肾镜之间可用来插入操作器械及注入灌注液

    C. 硬性肾镜的视野明亮清晰

    D. 视野方向有 0°～30°

    E. 视野方向有 0°～10°

三、共用题干单选题：以叙述一个以单一患者或家庭为中心的临床情景，提出 2～6 个相互独立的问题，问题可随病情的发展逐步增加部分新信息，每个问题只有 1 个正确答案，以考查临床综合能力。答题过程是不可逆的，即进入下一问后不能再返回修改所有前面的答案。

（42～44 共用题干）

患者，男性，67 岁，反复夜尿频半年余，排尿困难 2 个月。B 超检查双肾未见占位性病变，膀胱充盈良好，前列腺 4.5cm×4.0cm×3.0cm 大小。残余尿量 120ml。

42. 上述患者最可能的诊断是

    A. 神经源性膀胱

    B. 膀胱过度活动症

    C. 前列腺增生

    D. 膀胱肿瘤

    E. 尿道狭窄

43. 下一步最应做哪项检查

    A. CT   B. MRI

    C. 经直肠 B 超   D. 尿流动力学

E. 腹部平片

44. 如果最大尿流率 <10ml/s，膀胱顺应性尚好，下一步采取哪种治疗方法为佳

    A. 药物治疗   B. 开放手术

    C. 经尿道电切术   D. 局部放疗

    E. 局部理疗

（45～47 共用题干）

男性，51 岁，既往身体健康，近 4 个月来出现 2 次肉眼血尿。经 CT 检查发现右肾实质及右肾静脉有实性占位性病变，门诊以"右肾癌并右肾静脉栓塞"收入院。

45. 下列病史中哪种存在的可能性最小

    A. 发热   B. 腰痛

    C. 尿频，尿痛   D. 消瘦

    E. 咯血

46. 该患者同时有下腔静脉血栓形成，反映这一情况的体征应为

    A. 贫血貌

    B. 高血压

    C. 右上腹肿块

    D. 右侧精索静脉曲张

    E. 右下肢麻痹

47. 该患者 KUB+IVP 示右肾集合系统受压变形，右输尿管正常，左肾形态功能正常，左输尿管正常，膀胱正常。B 超：肝胆胰脾正常。为进一步完善诊断，下列哪项检查必不可少

    A. 肾脏 CT

    B. 胸部正侧位片

    C. 膀胱镜检查

    D. 肾动脉造影

    E. 右侧逆行肾盂造影

（48～49 共用题干）

男性，76 岁，尿频，进行性排尿困难

10 余年。一周来劳累后症状加重，尿呈滴沥状，伴尿液不自主溢出。查体：膀胱胀满至耻骨上三指，下肢轻度浮肿，肛查前列腺Ⅲ度增大，质中，光滑，中央沟消失。

48. 患者尿失禁属于哪种类型
   A. 精神性尿失禁　B. 压力性尿失禁
   C. 急迫性尿失禁　D. 真性尿失禁
   E. 充溢性尿失禁

49. 临床处理中下列哪项为首选
   A. 利尿剂服用帮助排尿
   B. 服用治疗前列腺增生症的药物继续观察
   C. 留置尿管导尿
   D. 急诊行手术前列腺切除
   E. 行前列腺微波治疗

（50～52 共用题干）
   男性，44 岁，头昏、乏力 4 年。四肢间歇性麻痹，测血钾 3.0mmol/L，血肾素降低，血压 160/95mmHg。CT 示右侧肾上腺直径 2cm 实质性占位。

50. 最可能的诊断为
   A. 原发性高血压　B. 糖尿病
   C. 醛固酮瘤　　　D. 嗜铬细胞瘤
   E. 皮质醇增多症

51. 下列哪一项化验检查结果出现的可能性最大
   A. 血浆肾素水平升高，醛固酮水平降低
   B. 血浆肾素水平升高，醛固酮水平也升高
   C. 血浆肾素水平降低，醛固酮水平也降低
   D. 血浆肾素水平降低，醛固酮水平升高
   E. 血浆肾素和醛固酮水平均无变化

52. 该患者最佳治疗方案为
   A. 首选 α 受体阻滞剂控制血压
   B. 首选钙离子拮抗剂降血压治疗
   C. 静脉输液补钾
   D. 右肾上腺腺瘤切除
   E. 右肾上腺放射治疗

（53～57 共用题干）
   男性，30 岁，从 2 米高处跌落，左腰部着地，伤后腰痛并有全程肉眼血尿，有小血块。查：BP 110/70mmHg，P 100 次/分；左腰部青紫，压痛，腹部无压痛及反跳痛。

53. 可初步诊断为
   A. 膀胱损伤
   B. 输尿管损伤
   C. 脾损伤并肾损伤
   D. 肾损伤
   E. 腰部软组织挫伤

54. 该患者进行检查，下列哪项不作为常规项目
   A. B 超　　　　　　B. 静脉肾盂造影
   C. 腹部 X 线平片　D. CT
   E. 肾动脉造影

55. 如该患者明确诊断为肾挫裂伤，最初应采取的措施是什么
   A. 卧床休息，多饮水
   B. 绝对卧床，监测生命体征，定期复查血、尿常规
   C. 手术探查
   D. 立即输血
   E. 选择性肾动脉造影，并进行血管栓塞

56. 如该患者伤后 4 小时突然发生血压下降，查：BP 70/50mmHg，P 120 次/分，左腰部包块季肋下 5 指并触痛。经输血 800ml，血压仅上升到 80/60mmHg，尿色无改变，左腰部肿块增大，B 超示左肾裂伤，对侧肾正常，抽血查总肾功能正常。该患者应立即采取的最佳治疗方法为

A. 快速输血补液

B. 经十一肋间切口肾切除术

C. 经腹行肾切除术

D. 肾动脉造影＋栓塞术

E. 快速输血补液的同时手术探查

57. 如一位肾挫裂伤患者伤后保守治疗10天，持续有血尿存在（肉眼血尿与镜下血尿交替出现），血压始终维持在110/75mmHg 上下，心率波动在70～90 次/分，腰部无隆起，有压痛叩痛，腹部未见阳性体征。抽血查血常规WBC 8×10^9/L，Hb 75g/L，肾功能正常。该患者适合采取哪种诊疗方法

A. 快速输血补液

B. 经十一肋间切口肾切除术

C. 经腹行肾切除术

D. 选择性肾动脉造影＋栓塞术

E. 快速输血补液的同时手术探查

（58～60 共用题干）

　　患者，男性，70岁，尿频、尿急、尿痛，伴血尿，一般抗生素无效。尿检：白细胞30～40 个/HP，红细胞20～30 个/HP，有肺结核病史。体检：双肾未触及，肾区无压痛及叩击痛。

58. 体检时最有可能的阳性发现为

A. 附睾、前列腺扪及硬结

B. 脐左侧压痛

C. 阴囊透光试验阳性

D. 精索静脉曲张

E. Valsalva 征阳性

59. 下一步应进行的检查为

A. 逆行肾盂造影

B. IVU 及尿结核杆菌检查

C. CT

D. MRI

E. B 超

60. 患者进行了一个月抗结核治疗后，拟

行附睾切除术。下列哪一种检查最有意义

A. 尿常规　　　　B. B 超

C. IVU　　　　　D. CT

E. 血沉

（61～63 共用题干）

　　女性，18岁，因发现颈部肿物1年就诊，无任何自觉症状。查体：脉搏88 次/分，甲状腺双侧对称性肿大，质软，随吞咽活动。

61. 可能性最大的诊断是

A. 甲状腺功能亢进症

B. 慢性淋巴细胞性甲状腺炎

C. 甲状舌管囊肿

D. 单纯性甲状腺肿

E. 甲状腺癌

62. 目前适宜的诊治措施是

A. 立即手术

B. 服用抗甲状腺药物

C. 给予肾上腺皮质激素

D. 给予小剂量甲状腺素

E. 给予抗生素

63. 给予小剂量甲状腺素治疗，2年后患者再次就诊，诉平卧时憋气。应建议患者接受何种治疗

A. 加大甲状腺素量

B. 手术治疗

C. 可继续观察3个月

D. 加大肾上腺皮质激素量

E. 加大抗甲状腺药物量

四、案例分析题：每道案例分析题至少3～12 问。每问的备选答案至少6 个，最多12 个，正确答案及错误答案的个数不定。考生每选对一个正确答案给1 个得分点，选错一个扣1 个得分点，直至扣至本问得分为0，即不含得负分。案例分析题的答题过程是不可逆

的，即进入下一问后不能再返回修改所有前面的答案。

（64～72 共用题干）

患者，男性，65 岁，因"右侧腰腹部持续疼痛 7 天"来诊，改变体位疼痛无缓解。既往有胆石症病史。查体：T 38.5℃，P 80 次/分，R 20 次/分，BP 110/70 mmHg；巩膜无黄染；腹部稍膨隆，腹软，无压痛、反跳痛，墨菲征（－），肠鸣音正常；右肾区叩痛明显。

64. 为明确诊断应检查的项目包括

    A. 血常规   B. 尿常规

    C. 血清淀粉酶   D. 腹部 B 型超声

    E. 腹部 X 线片

    F. 尿淀粉酶

65. 目前的诊断包括 [提示：血常规：WBC 显著升高。尿常规：RBC（＋＋＋＋），WBC（＋＋＋＋）。血、尿淀粉酶正常。腹部 X 线片：未见明显异常。腹部 B 型超声：右肾积水，输尿管未见明显扩张，右肾盂、输尿管连接部可见 1.2 cm×0.9 cm 强回声影；肝、胆、胰未见异常]

    A. 右肾积水

    B. 胰腺炎

    C. 胆囊结石

    D. 右肾、输尿管连接部结石

    E. 肾癌

    F. 尿路感染

66. 下一步的处理措施包括

    A. 血细菌培养

    B. 尿细菌培养

    C. 抗生素控制感染

    D. 静脉尿路造影

    E. 右输尿管逆行造影

    F. ECT

67. 可以选择的进一步处理措施包括（提示：经积极抗感染治疗，体温未降低。静脉尿路造影：右肾、输尿管未显影）

    A. 磁共振水成像（MRU）

    B. 右输尿管逆行置入 DJ 管引流尿液

    C. 右肾穿刺造瘘

    D. 体外振波碎石

    E. 右肾盂切开取石

    F. 输尿管镜钬激光碎石

68. 患者需要复查的项目包括（提示：右肾穿刺造瘘引流出大量脓尿，经持续引流，积极抗感染治疗，患者不适症状消失，体温正常）

    A. 血常规   B. 尿常规

    C. 血清淀粉酶   D. 腹部 B 型超声

    E. 腹部 X 线片   F. 尿淀粉酶

    G. 尿细菌培养   H. 血细菌培养

69. 进一步治疗措施包括 [提示：血、尿常规正常，尿细菌培养（－）]

    A. 右肾盂切开取石

    B. 输尿管镜钬激光碎石

    C. 体外振波碎石

    D. 经皮肾镜碎石

    E. 腹腔镜右肾盂切开取石

    F. 右肾切除

70. 有利于已碎结石顺利排出的措施是（提示：患者选择体外振波碎石）

    A. 多饮水

    B. 应用中药排石

    C. 应用 α 受体阻滞药

    D. 控制感染

    E. 饮食调节

    F. 调节尿 pH 值

71. 为明确诊断应检查的项目包括（提示：体外振波碎石后 15 天，突发右侧腰、腹部剧烈疼痛，伴恶心、呕吐）

    A. 血常规

    B. 尿常规

C. 血清淀粉酶

D. 腹部 B 型超声

E. 腹部 X 线片

F. 尿淀粉酶

72. 可以选择的治疗措施包括［提示：血常规正常。尿常规：RBC（＋＋＋＋）。血、尿淀粉酶正常。腹部 B 型超声：下段输尿管距膀胱 5cm 处有一直径约 7mm 强回声影，其上输尿管略扩张］

   A. 右输尿管切开取石

   B. 输尿管镜钬激光碎石

   C. 体外振波碎石

   D. 经皮肾镜碎石

   E. 腹腔镜输尿管切开取石

   F. 药物治疗

（73～80 共用题干）

   患者，男性，40 岁，左腰轻度胀痛 3 个月，无肉眼血尿。B 超提示左肾下极有一 10cm×9cm×7cm 大小的肿物，回声不均匀。

73. 哪种诊断的可能性最大

   A. 左肾囊肿   B. 左肾脂肪瘤

   C. 左肾错构瘤   D. 左肾癌

   E. 左肾母细胞瘤   F. 左肾动脉瘤

   G. 左肾平滑肌瘤   H. 左肾淋巴瘤

74. 哪些有关 CT 对肾癌检查的描述是正确的（提示：本例患者初步考虑为左肾癌）

   A. 是目前诊断肾癌最重要的方法

   B. 了解有无肾静脉受累

   C. 了解下腔静脉内有无癌栓

   D. 了解肾周组织有无侵犯

   E. 了解有无淋巴结转移

   F. 了解邻近器官有无受累

   G. 可以发现肾内 0.5cm 以上的病变

   H. 可以发现肾内 1.0cm 以上的病变

I. 可以发现肾内 0.8cm 以上的病变

J. 对肿瘤诊断的敏感性和特异性不如 MRI

75. 需要做哪些检查明确诊断（提示：CT 提示左肾下极实质性占位，大小为 11cm×9cm×8cm，突破肾包膜，CT 值不均匀，未见负值，肾静脉可见癌栓，未见肿大淋巴结）

   A. 左肾动脉造影   B. 下腔静脉造影

   C. 细针针吸活检   D. B 超

   E. CT   F. MRI

76. 本患者的临床分期是哪一个（提示：胸片、肝脏 B 超未见异常，碱性磷酸酶无升高）

   A. $T_1N_1M_0$ B. $T_1N_0M_0$

   C. $T_3N_0M_0$ D. $T_4N_0M_0$

   E. $T_2N_1M_0$ F. $T_2N_0M_0$

   G. $T_3N_1M_0$ H. $T_4N_1M_0$

77. 哪种治疗方案是正确的（提示：患者心电图正常）

   A. 左肾根治性切除术

   B. 左肾肿瘤切除术

   C. 左肾扩大根治性切除术

   D. 内分泌治疗

   E. 已失去手术时间，对症治疗

   F. 放射治疗

78. 应在肾动脉栓塞术后多长时间内做根治性肾切除术（提示：本例术前拟行左肾动脉栓塞术）

   A. 当天   B. 1～2 天内

   C. 3～7 天内   D. 8～10 天内

   E. 11～14 天内   F. 任何时间均可

79. 最好选用哪种手术切口

   A. 第十一肋间切口

   B. 切除第十一肋

C. 切除第十二肋

D. 肋缘下切口

E. 经腹切口

F. 经腹正中切口

80. 本例根治性左肾切除术的切除范围应包括哪些

    A. 左肾

    B. 左肾周脂肪

    C. 左肾周筋膜

    D. 左肾上腺

    E. 左肾区域淋巴结

    F. 左输尿管全程

(81~88 共用题干)

患者，男性，32 岁，左侧阴囊隐痛 3 个月。体检：阴囊皮肤无红肿，左睾丸增大，约 8cm×7cm×5cm 大小，质地硬，不光滑，无压痛，透光试验阴性；左附睾边界不清，无压痛。右睾丸附睾未见异常。阴囊双侧未扪及曲张静脉。

81. 可能性最大的诊断是

    A. 慢性左睾丸附睾炎

    B. 感染性左睾丸鞘膜积液

    C. 左睾丸附睾结核

    D. 左睾丸肿瘤

    E. 左附睾肿瘤

    F. 急性左睾丸附睾炎

82. 为了明确诊断，哪项是首选检查

    A. 阴囊超声

    B. 左睾丸穿刺活检

    C. 左附睾穿刺活检

    D. 开放性左睾丸活检术

    E. 开放性左附睾活检术

    F. 左睾丸附睾切除送病理检查

83. 抽血做下列哪些检查对诊断、分期和预后有意义（提示：超声显示左睾丸肿物，呈弥漫性低回声，内部及周边血流改变呈分支状）

    A. 癌胚抗原   B. LDH

    C. AFP   D. β-hCG

    E. PSA   F. 睾酮

    G. 雌二醇

84. 血 AFP 升高可见于哪些睾丸肿瘤

    A. 精原细胞瘤

    B. 绒毛膜癌

    C. 卵黄囊瘤

    D. 混合性生殖细胞瘤

    E. 神经内分泌癌

    F. 畸胎癌

    G. 胚胎癌

85. 判断睾丸恶性肿瘤有无转移最有效和性价比最好的检查手段是

    A. MRI   B. CT

    C. 超声   D. 同位素骨扫描

    E. 腹腔镜   F. B 超

86. 哪种手术方案最好（提示：经详细的体格检查和辅助检查未发现肿瘤转移，拟行左睾丸切除术）

    A. 手术前先化疗

    B. 手术前先放疗

    C. 手术前先化疗 + 放疗

    D. 手术时先在腹股沟管内环水平阻断精索血管，做睾丸活检确定恶性肿瘤后再行根治性左睾丸切除术

    E. 直接行根治性左睾丸切除术

    F. 单纯性左睾丸切除术

87. 请问本例睾丸癌的分期是（提示：术后病理报告为左睾丸精原细胞瘤，肿瘤侵及白膜，但未侵及血管和淋巴结）

    A. $T_1N_0M_0$ B. $T_{2a}N_0M_0$

    C. $T_{2b}N_0M_0$ D. $T_3N_0M_0$

    E. $T_4N_0M_0$ F. $T_{1b}N_0M_0$

88. 本例行根治性左睾丸切除术后还可以

进一步做哪些治疗

    A. 腹膜后淋巴结清扫术

    B. 化疗

    C. 预防性放疗

    D. 免疫治疗

    E. 密切观察

    F. 雄激素治疗

    G. 以上都不是

(89~96 共用题干)

    患者，男性，20 岁，从楼梯摔倒后排不出尿 8 小时。体检：T 37℃，P 90 次/分，R 22 次/分，BP 110/60mmHg。腹软，膀胱膨胀至脐下 2 横指，骨盆压痛明显。血常规示：WBC 5×10^9/L，中性粒细胞 66%，Hb 120g/L。阴囊、会阴无肿胀。直肠指诊：直肠前方有压痛，指套无血迹。

89. 应考虑的诊断有哪些

    A. 创伤出血性休克

    B. 后尿道断裂

    C. 后尿道挫伤

    D. 球部尿道断裂

    E. 球部尿道挫伤

    F. 膀胱破裂

    G. 骨盆骨折

90. 哪些处理不是绝对禁忌证

    A. 试插尿管

    B. 一期尿道吻合术

    C. 尿道会师牵引术

    D. 膀胱穿刺造瘘术

    E. 会阴切开尿外渗引流术

    F. 剖腹探查有无伴发伤

91. 哪些处理是错误的（提示：第一次试插尿管失败）

    A. 再试插不同大小的导尿管

    B. 再用金属导尿管导尿

    C. 尿道会师牵引术

    D. 抗感染

    E. 密切观察有无休克的表现

    F. 观察患者有无其他并发症

92. 牵引时应使阴茎与躯干成多少度角（提示：拟行尿道会师牵引术）

    A. 65°   B. 55°

    C. 45°   D. 35°

    E. 25°   F. 15°

93. 最合适的牵引重量是

    A. 100~250g   B. 250~500g

    C. 500~750g   D. 750~1000g

    E. 1000~1250g   F. 1250~1500g

94. 最合适的牵引时间是

    A. 4~7 天   B. 7~10 天

    C. 10~13 天   D. 13~16 天

    E. 16~19 天   F. 19~21 天

    G. 21~24 天

    H. 24~27 天

95. 哪些是最合适的留置尿管的时间

    A. 1 周   B. 2 周

    C. 3 周   D. 4 周

    E. 5 周   F. 6 周

    G. 7 周   H. 8 周

    I. 9 周   J. 10 周

96. 拔尿管后应定期复查哪些指标

    A. 自由尿流率

    B. 尿常规

    C. 膀胱压力容积测定

    D. 压力流率测定

    E. 静态尿道压力描记

    F. 24h 尿液成分分析

(97~100 共用题干)

    患者，男性，78 岁，进行性排尿困难 10 余年，不能自主排尿 1 天来院急诊。行导尿治疗后，保留导尿管并收入泌尿外科病房。

97. 患者入院后首选的检查方法包括

A. 尿常规检查

B. 血清前列腺特异性抗原（PSA）检测

C. 前列腺 B 超检查

D. 静脉肾盂造影

E. 前列腺磁共振检查

F. 膀胱镜检查

98. 根据目前情况考虑患者的主要诊断为（提示：追问患者病史，11 个月前患者因急性尿潴留行导尿治疗，后间断口服 α 受体阻滞剂治疗）

A. 良性前列腺增生

B. 泌尿系感染

C. 膀胱结石

D. 尿道狭窄

E. 神经源性膀胱

F. 前列腺癌

99. 患者下一步较为合理的治疗方案是［提示：患者尿常规：白细胞（＋）；前列腺 B 超：前列腺内部回声均匀，体积 82ml；血 PSA 1.26μg/L，fPSA/

tPSA 21%］

A. 保留导尿管

B. 耻骨上膀胱造瘘

C. 口服 5α 还原酶抑制剂

D. 口服 α 受体阻滞剂联合 5α 还原酶抑制剂

E. 口服 α 受体阻滞剂

F. 行经尿道前列腺手术治疗

100. 该患者最可能的并发症为（提示：患者排除手术禁忌证后，于腰麻下行经尿道前列腺电切术，手术时间 130 分钟。术中患者出现烦躁、恶心、呕吐，血压 67/44mmHg）

A. 感染性休克

B. 术中失血致低血容量休克

C. 经尿道前列腺电切术（TURP）综合征

D. 麻醉药物反应

E. 手术应激反应

F. 禁食所致低血糖反应